20位日本[illegible]150個常見問題！

脊椎狹窄　腰椎骨刺　坐骨神經痛

消除疼痛！脊椎狹窄症 多科會診最強治療法

菊地臣一等20位
日本多專科名醫◎合著
王薇婷◎譯

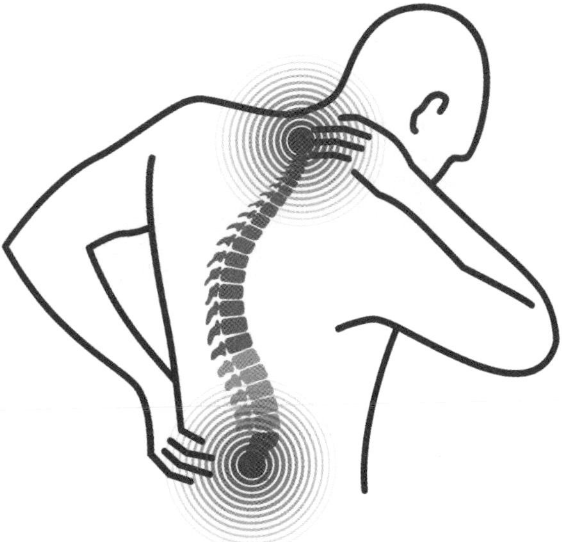

脊柱管狭窄症 腰の名医20人が教える最高の治し方大全
聞きたくても聞けなかった150問に専門医が本音で回答!

目次 CONTENTS

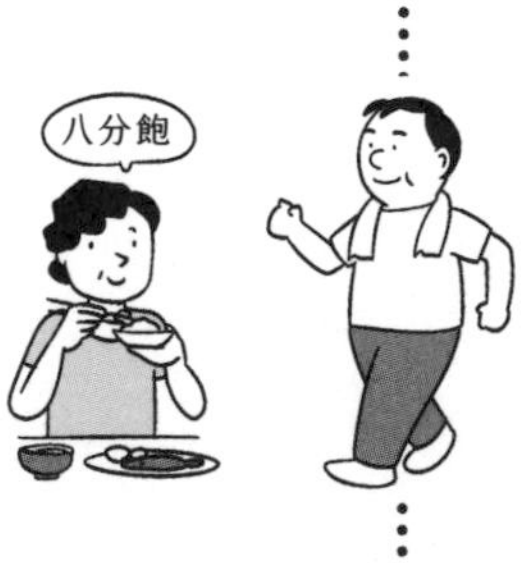

第2章 關於症狀的14個疑問……055

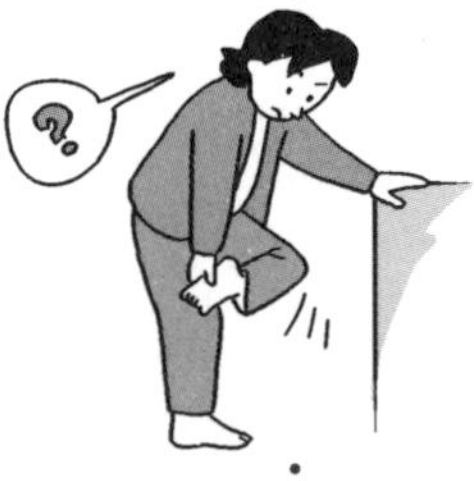

第3章 關於診察、診斷的13個疑問 073

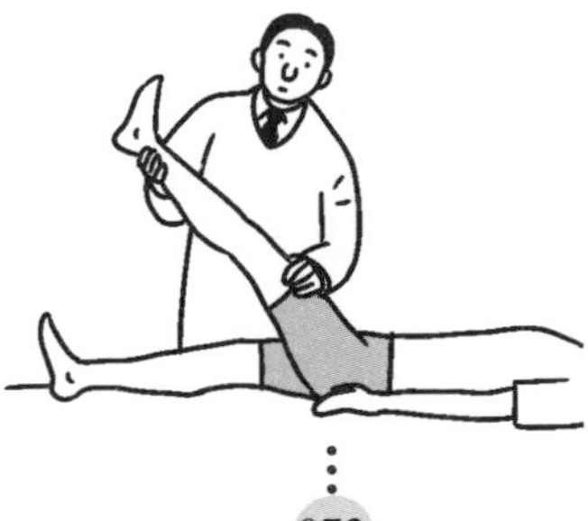

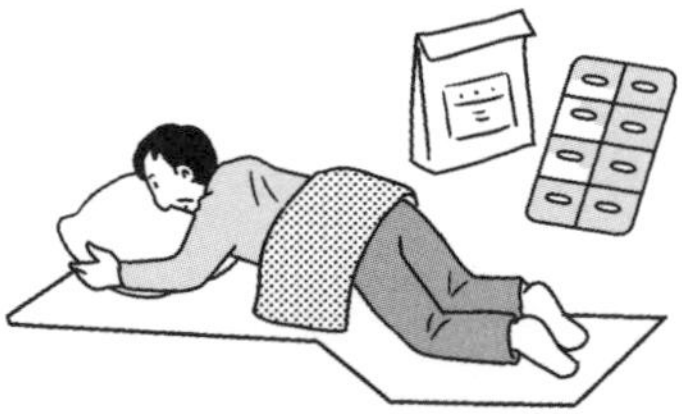

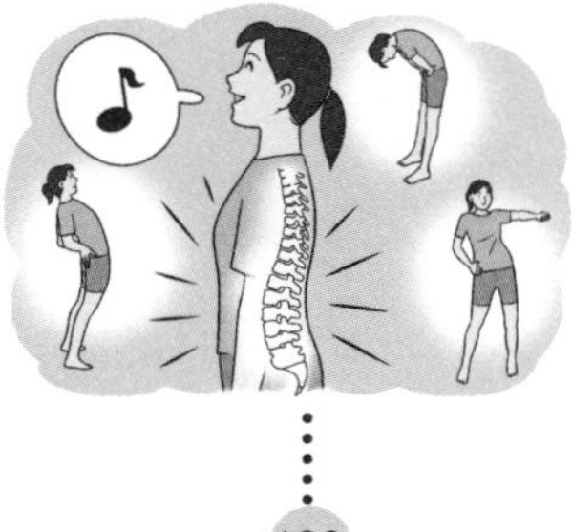

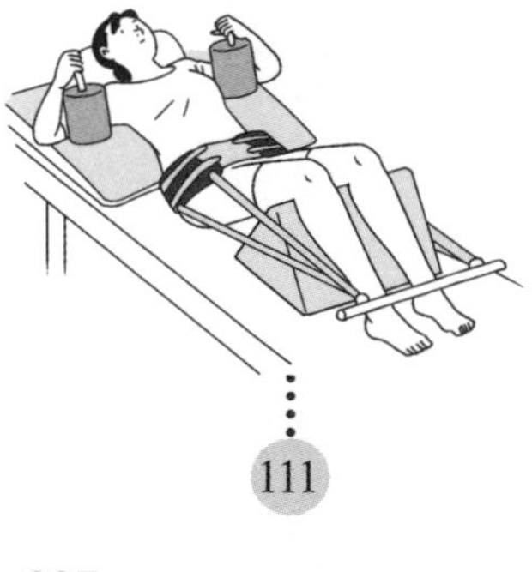

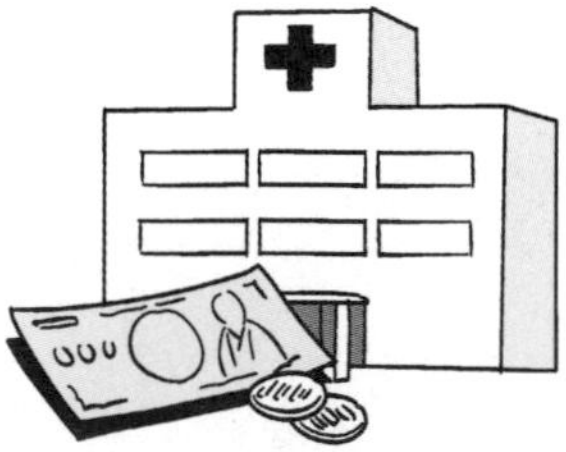

第7章 關於自我照顧的27個疑問……131

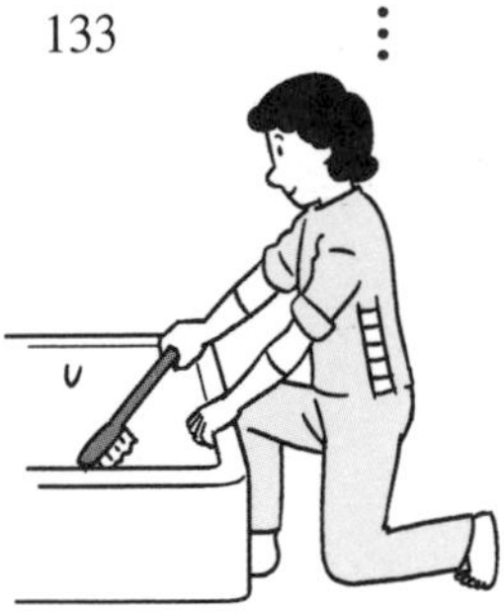

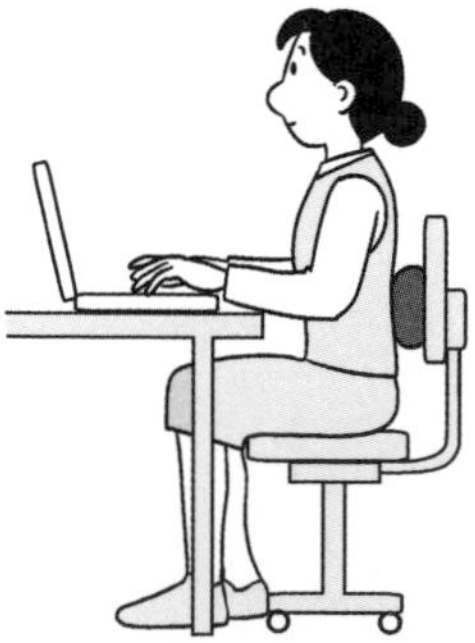

第8章 關於飲食的11個疑問 161

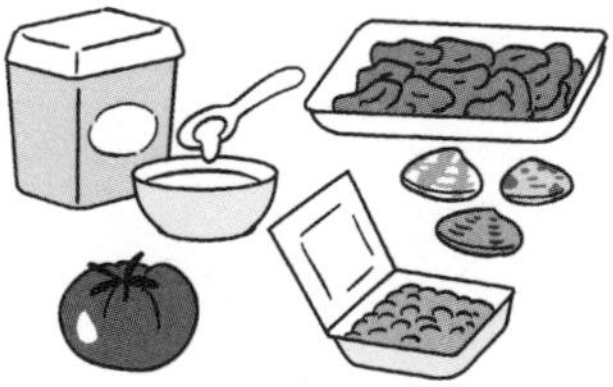

第9章 針對各症狀因應對策的14個疑問

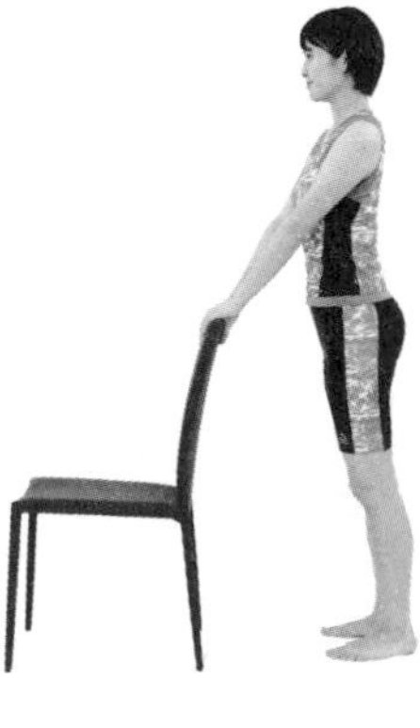

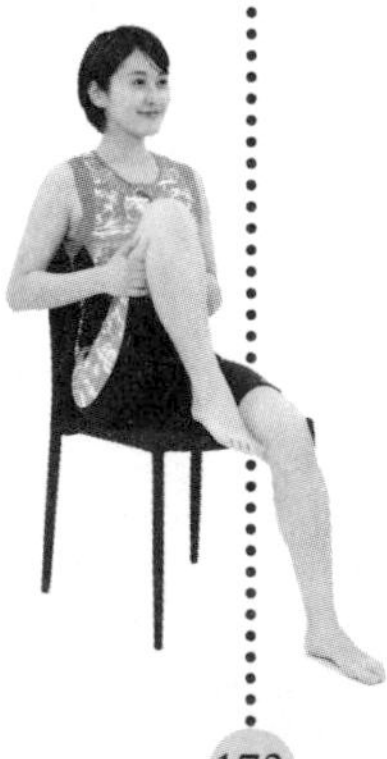

第10章 關於手術的16個疑問 199

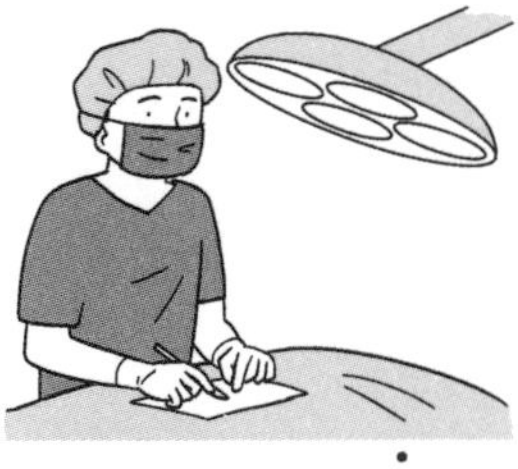

推薦序①

好書搭配正確就醫習慣，治療效果加倍！

台大醫院新竹分院骨科部主治醫師
蘇盈豪

「脊椎狹窄」是指脊椎管腔的內徑逐漸變小，壓迫脊椎管內的神經，進而產生麻、痛等症狀，嚴重者甚至會有下肢無力，或是影響大小便功能的情形。脊椎狹窄的成因多半是腰椎退化、外傷、或長期姿勢不當所導致。此一問題，會隨著年齡的增加逐漸惡化，病人可能因此不願意出門或運動，影響生活品質，由於長期不活動亦有可能引發肌少症、骨質疏鬆、或因缺乏活動所造成的血壓和血糖的異常。

本書是來自日本的脊椎外科權威們，分享治療脊椎狹窄之建議與心得，這些內容，也是在門診中病友們最關心的議題。文中簡明的介紹了脊椎狹窄的症狀及危險因子，以及在脊椎狹窄的初期，該如何調整姿勢及工作習慣，讓多數人的症狀能夠緩和並與此和平共存。然而，少部分的人若病情較嚴重，如：無力、嚴重的跛行，或是已有影響大小便之情形等需要手術之病友，也可以透過此書了解手術治療後的效果、相關手術的方式及不同手術的優缺點等資訊。

最後，脊椎狹窄的病因及治療有著一定的複雜性，在門診，有極少數的脊椎狹窄，其原因可能來自於腫瘤或感染。誠如本書內諸位教授的建議，好的書，亦要搭配正確的就醫習慣與觀念，才會有最佳的效果。

推薦序②

全方位了解脊椎狹窄，就更有信心戰勝它！

彰化基督教醫院骨科部
脊椎外科主治醫師
呂岳修

人類經過長久的演化，成為現今腰桿可以挺直、雙腿可以站立行走的脊椎動物，也由於直立行走的方式，進而空出了雙手，讓我們可以利用兩隻手去使用工具、進行更多精細的動作，更是構成了人類可以成為演化金字塔的頂層生物的原因之一。不過正所謂有得必有失，在享受便利的同時，我們的脊椎也因為持續直立負重而導致退化狹窄，這卻成為每個人多多少少都會遇到的問題，反覆發作或是持續發作的症狀甚至是有些人揮之不去的夢魘。

在我的門診裡也常常遇到脊椎退化狹窄的患者，患者的問題總是五花八門、亦或是如出一轍，包括「醫師，為什麼我的脊椎會狹窄？」、「那麼年輕脊椎也會狹窄嗎？」、「脊椎狹窄長骨刺了需要開刀嗎？」、「除了開刀沒有其他治療方式嗎？」、「醫師，可以教我日常保健的方式嗎？」等。在不厭其煩回答這些問題的同時，心中不免有些感慨，縱然在這個醫療知識爆炸的時代，若沒有一套有系統且有信服力的整理，患者在搜尋相關訊息之後，依舊會覺得無助與徬徨，甚至可能被某些錯誤資訊所誤導。

這本《消除疼痛！脊椎狹窄症多科會診最強治療法》以問答方式來呈現，總共一五〇個問題，包括脊椎狹窄的疾病介紹、症狀、檢查與診斷、藥物治療、相關保守治療、手術治療、自我保健、與預防疾病發生；回答的部分則集結了專家意見，沒有艱澀難懂的文字，言簡意賅而淺顯易懂，惟此書屬於日文翻譯而來的作品，雖然日本與台灣的醫療體系本就存在許多差異性。然而看到這本書的同時，彷彿一位活生生的患者正在與我對話，我也藉由專家學者們的回答來重新檢視所學與我要傳達給患者的資訊。

能在琳瑯滿目的醫療保健書籍中，發現一本全方位的著作，實屬難得，甚至內心不由得輕嘆：「要是患者都先看過這本書，那該有多好！」更甚者，本書也很適合一般民眾或醫療相關從業人員閱讀。祝福脊椎狹窄的患者，在讀完本書後，更了解這個疾病，也更有信心與您的醫師一起並肩合作來戰勝它！

作者序

找到最適合自己的醫療方式

福島縣立醫科大學常任顧問
菊地臣一

很多人都抱著「現代醫療技術突飛猛進，生病的話只要到醫院接受治療就好了」的想法。

不過，就算是最常見的「腰痛」，都還是藏著許多未知。但就現狀來說，對於脊椎狹窄症，每個醫師的診療基準都不同，要找到獲得眾人認可的科學根據，難度之高，就連最關鍵的治療方式也還沒找到。

也不是說動了手術就一定會好轉。動完手術後覺得痲痲的，幾年後疼痛再次復發的情況也不在少數。

話雖如此，但患者或我們醫師都不能因此袖手旁觀。應該要拯救眼前無數的患者，醫師們根據過去所學與經驗，奮力進行診療。

本書將邀請各領域的專業醫師來解答患者的疑問與不安。向大家介紹脊椎狹窄症治療的最新資訊與想法。

盼能透過一問一答的方式，讓本書的讀者找到「最適合自己的治療方式」。

多專科名醫群

※ 依回答順序

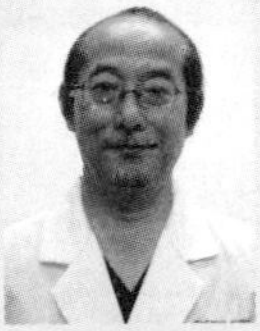

內田毅醫師

內田毅診所院長

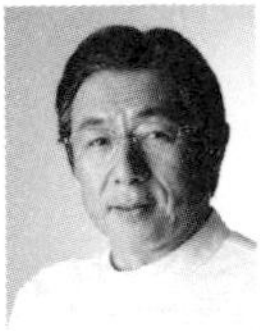

久野木順一醫師

日本紅十字醫療中心
脊椎科顧問

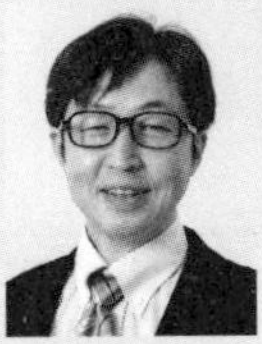

銅治英雄醫師

御茶水骨科機能復健
診所院長

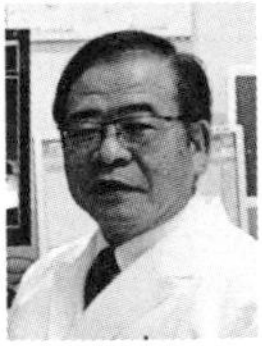

河西稔醫師

藤田醫科大學榮譽教授
安藤醫院疼痛門診中
心長

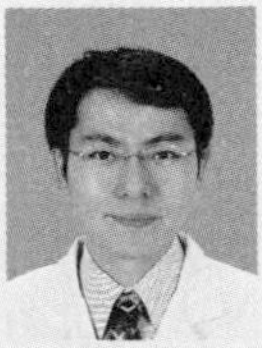

竹谷內康修醫師

竹谷內醫院脊骨神經
醫學中心院長

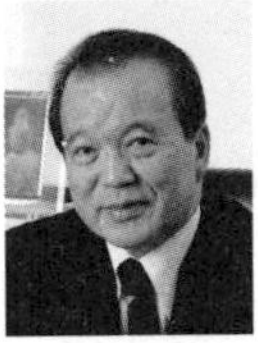

菊地臣一醫師

福島縣立醫科大學常
任顧問兼福島國際醫
療科學中心專任顧問

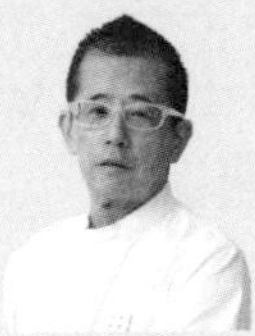

清水伸一醫師

清水骨科診所院長

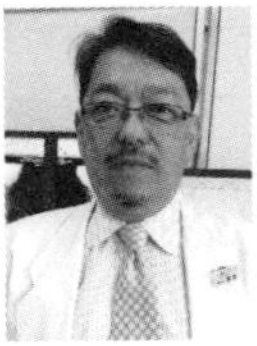

勝野浩醫師

HIRO 骨科診所院長

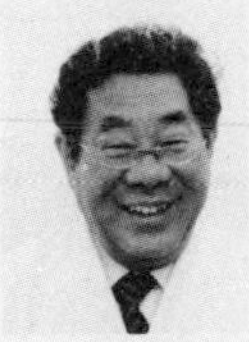

寺本純醫師

寺本神經內科診所
院長

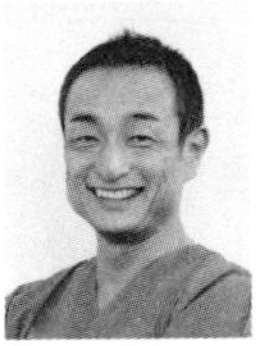

吉原潔醫師

ALEX 脊椎診所院長

多專科名醫群　※ 依回答順序

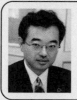

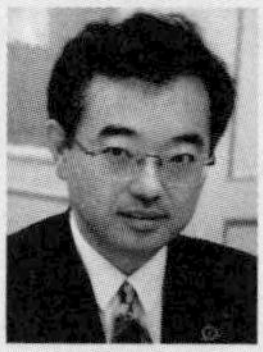

出澤明醫師
醫療法人明隆會理事長
出澤明 PED 診所院長

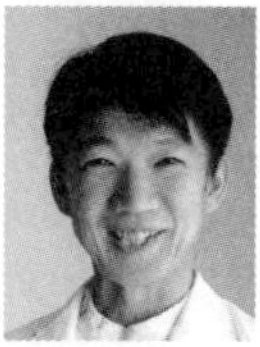

平野薰醫師
平野骨科診所院長

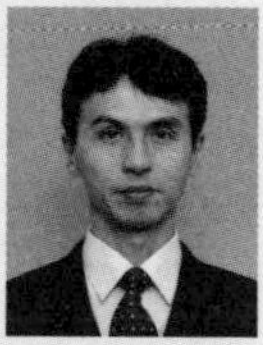

五十嵐孝醫師
自治醫科大學附屬醫院
麻醉科副教授

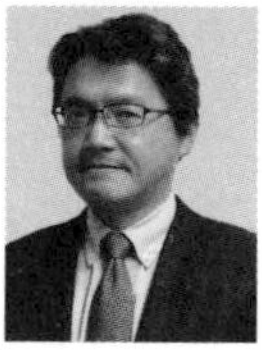

西良浩一醫師
德島大學骨科教授

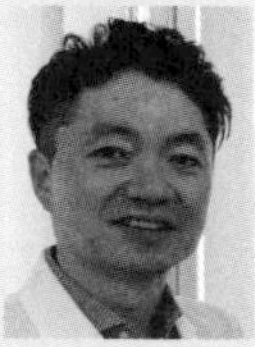

湯澤洋平醫師
稻波脊椎、關節醫院
副院長

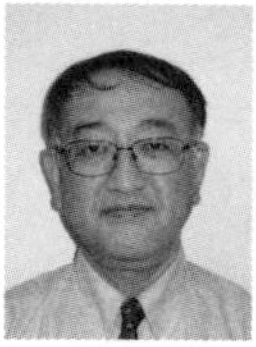

北原雅樹醫師
橫濱市立大學附屬市民綜合醫療中心疼痛門診診療教授

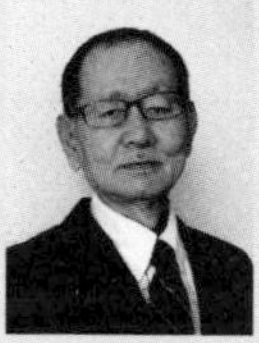

加茂淳醫師
加茂骨科醫院院長

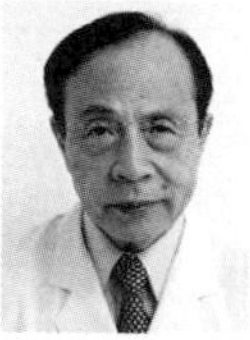

住田憲是醫師
望診所院長

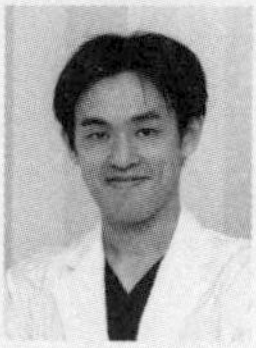

奧野祐次醫生
奧野診所總院長

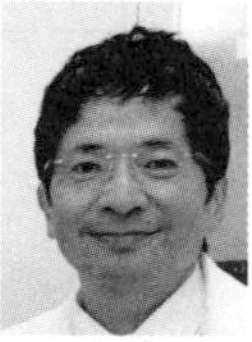

戶田佳孝醫師
戶田骨科風濕科診所
院長

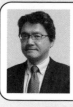

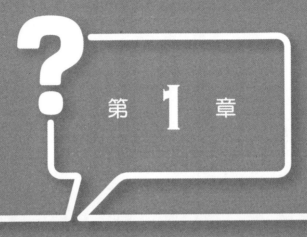

第 1 章

關於疾病的 22 個疑問

Q1

脊椎狹窄症是什麼樣的疾病？

脊椎狹窄症是縱向連接腰椎（腰部的椎骨）內側的椎管，因為某些原因變窄所引發的。穿過椎管的神經受到劇烈壓迫，讓足腰感到疼痛或發麻感的疾病。

長期且重複處於壓迫狀態的神經會發炎，因而出現腰痛、坐骨神經痛、發麻、無力等症狀。持續惡化的話，甚至會造成腰跟腳的麻痺。

除此之外，因神經內也有血管通過，神經長時間受到壓迫，就會造成血液循環停滯，無法將充足的氧氣與養分運送到神經。這會嚴重影響到神經的運作，引發劇烈發麻、雙腳冰冷、雙腳感覺異常或間歇跛行（又稱為間歇性跛行。走一小段路就要停下來休息）等症狀。

脊椎狹窄症的症狀，會隨著受壓迫的神經而有所不同。被稱為馬尾（請參考

Q8）的末梢神經叢受到擠壓，也會造成排尿、排便障礙（馬尾症候群）。出現此一情況時，就要及早開刀治療。（菊地臣一）

脊椎狹窄症是什麼？

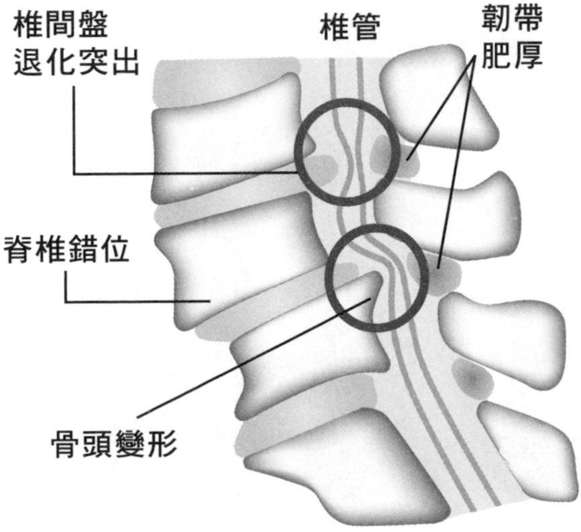

圈起來的就是變窄的地方

造成椎管狹窄的主要原因

❶ 韌帶肥厚
❷ 椎間盤退化突出
❸ 脊椎錯位
❹ 骨頭變形等

※ 詳細解說請參考 Q2。

Q2 為什麼椎管會變窄？

椎管變窄是組成腰椎的椎骨或椎間盤（連接椎骨與椎骨的軟骨組織）、韌帶等組織的退化所引發的複雜情況。具體來說，主要有以下幾種原因。

●椎骨變形：

位於椎間盤上下的椎體（椎骨前端），長出名為骨刺的突起物，穿過椎管或椎間孔（從脊隨分枝出來的神經根開口），壓迫到神經。

●椎間盤退化性膨隆：

椎間盤受擠壓或後方隆起，造成椎管或椎間孔變窄，壓迫到神經。

●椎間關節退化：

椎骨後側的椎間關節受傷後導致增生肥厚，造成椎管或椎間孔變窄，壓迫到神經。

●韌帶肥厚：

由上而下連接每塊椎骨的後縱韌帶（位於椎體後方的韌帶）或黃韌帶（上下連接椎弓椎板的韌帶）變厚，造成椎管或椎間孔變窄，壓迫到神經。

綜合上述多項因素因而引發症狀的，就稱為腰椎關節退化，是最常見的原發性疾病。另外，也有脊椎排列歪曲導致椎管變窄的病例。最具代表性的疾病有下述兩種。

●腰椎（退化型、斷裂型）滑脫症：

椎骨前後錯開，導致椎管或椎間盤變窄，壓迫到神經。退化型腰椎滑脫症好發於40歲以上女性，常會引發馬尾症狀（請參考Q35）。斷裂型腰椎滑脫症的患者多半為年輕人，容易引發下肢疼痛。

●退化性側彎：

脊椎左右扭曲變形，導致椎管或椎間盤變窄，壓迫到神經。

以上都是造成脊椎狹窄症的因素。不過，病狀都不是單一原因，而是由多重因素併發導致的。（菊地臣一）

Q3 為什麼脊椎狹窄症患者逐年增加？

根據日本骨科學會的統計，日本脊椎狹窄症患者約有350萬人。60～69歲，每20人中就有1人。70～79歲，每10人中就有1人罹患脊椎狹窄症。專家認為其主因是50歲過後出現的腰痛、腳部症狀（疼痛、發麻）。

造成脊椎狹窄症患者人數逐年增加的最主要原因，就是日本高齡者人口的快速增加。人類的椎管會隨著年齡增長變窄，年紀越大就越容易出現相關症狀。近年的調查發現，過了70歲後每2人中，就可能會有1人罹患脊椎狹窄症。另外，隨著MRI（磁振造影）檢查的普及，更能找出脊椎狹窄症患者。診療指南的制訂，也讓醫師更加容易判斷。（菊地臣一）

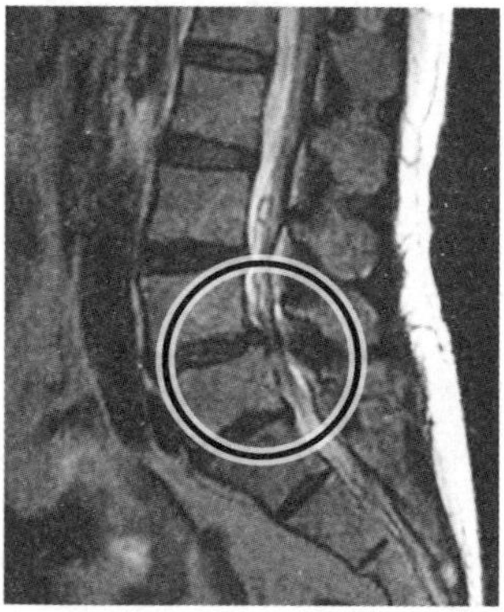

利用磁振造影檢查研判椎管是否變窄。

Q4 不只高齡者，年輕人也有罹患脊椎狹窄症的可能？

脊椎狹窄症是年齡越大越常見的疾病。專家認為患者人數會隨著今後日本人口的高齡化逐年增加。

事實上，福島縣立醫科大學針對福島縣南會津郡1862位男女所做的調查，也明確指出了「脊椎狹窄症患者人數會隨著年紀增加」的結果（請參考下方圖表）。另一方面，也有因為天生椎管較細，20～40多歲就出現相關症狀的先天性脊椎狹窄症患者。雖然目前脊椎狹窄症與遺傳之間的關係尚未獲得證實。不過，要是血親裡有脊椎狹窄症患者的話，罹患脊椎狹窄症的可能性就會增加。（菊地臣一）

各年齡層的脊椎狹窄症罹患率

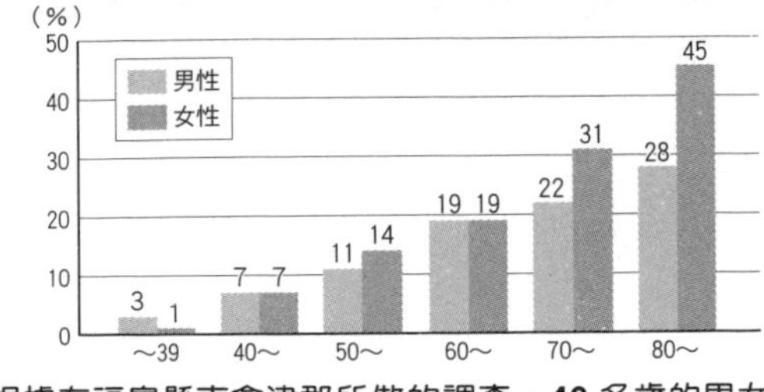

根據在福島縣南會津郡所做的調查，**40**多歲的男女皆為**7%**，**60**多歲的男女則上升至**19%**。**70**多歲的男女分別是**22%**、**31%**。**80**歲以上有**28%**的男性及**45%**的女性，提到自己有因為脊椎狹窄症所引發的腰痛或坐骨神經痛等症狀。

Q5 哪些人的椎管容易變窄？

脊椎狹窄症的發病率會隨著年齡上升，最大原因是由於脊椎會隨著年齡增長而有所變化。尤其是肌力比男性弱上許多，脊椎較易受到負擔的女性，進入中高齡後，脊椎狹窄症的發病率約莫是男性的2倍。中高齡女性容易罹患骨質密度低下的骨質疏鬆症，退化性腰椎滑脫症的患者也不少。這些都是引發脊椎狹窄症相關症狀的原因。

另外，也有研究發現運動不足或睡眠不足、挑食、抽菸、肥胖等，都會引發脊椎狹窄症。換句話說，生活習慣與脊椎狹窄症有著密切的關係。足腰已經出現某些異常的人，必須通盤檢視本身的日常生活，想辦法預防脊椎狹窄症。

除了前面提到的退化性腰椎滑脫症或骨質疏鬆外，退化性腰椎症、退化性側彎、腰椎壓迫骨折都是造成脊椎狹窄症的原因。（菊地臣一）

Q6 椎管的哪個部分容易變窄？

脊椎是由24塊名為椎骨的小骨頭排列而成。椎骨裡有被稱為椎孔的小孔，24塊椎骨排排站好後，就會形成類似隧道的空洞。這就是所謂的椎管，是脊髓、馬尾、神經根等重要神經的通道。脊椎由上而下可分為由7塊椎骨組成的頸椎、12塊椎骨組成的胸椎、5塊椎骨組成的腰椎。向下延伸則有薦骨（骨盆正中央的骨頭）與尾骨。

脊椎狹窄症好發於腰椎第四跟第五節之間。這裡屬於脊椎的最底部，也是起身時，最常承受上半身負擔的部位。無法承受此一負擔時，腰椎就會錯位。另外，隨著年齡增長，連接各塊椎骨的黃韌帶也會變厚，椎間盤受到擠壓，穿進椎管或椎間孔，壓迫到其中的神經。以高齡患者為例，很多人不只一個地方，而是在多處同時發現椎管狹窄的人不在少數。（菊地臣一）

Q7 能知道脊椎的哪個部分變窄嗎？

骨科醫師只要聽患者說身體何處出現疼痛、發麻或麻痺症狀，就能大概推測出是哪塊椎骨的神經受到壓迫。比方說，若疼痛從臀部延伸到大腿、小腿外側、大拇趾，就能推測出是腰椎第4與第5節之間的椎管變窄，壓迫到第5節腰椎神經根。若是大腿內側痛到小拇趾，無法墊腳尖的話，就是腰椎第5節跟薦骨間的第1節薦骨神經受到壓迫。若將「出現疼痛、發麻等症狀的區域，與哪塊椎骨的神經有關」的情形，繪製成圖表，就是名為「皮節（皮膚感覺神經分布）」的人體圖（請參考左頁圖）。雖然神經受到壓迫的部位與出現症狀的區域，並非完全一致。不過，只要看了皮節，就能推論出是脊椎的何處變窄。因此，可以參考此圖，找出引發脊椎狹窄症的部位。（菊地臣一）

何謂皮節？

從脊椎延伸出來的脊神經都有其對應支配的感覺區域，稱為皮節。

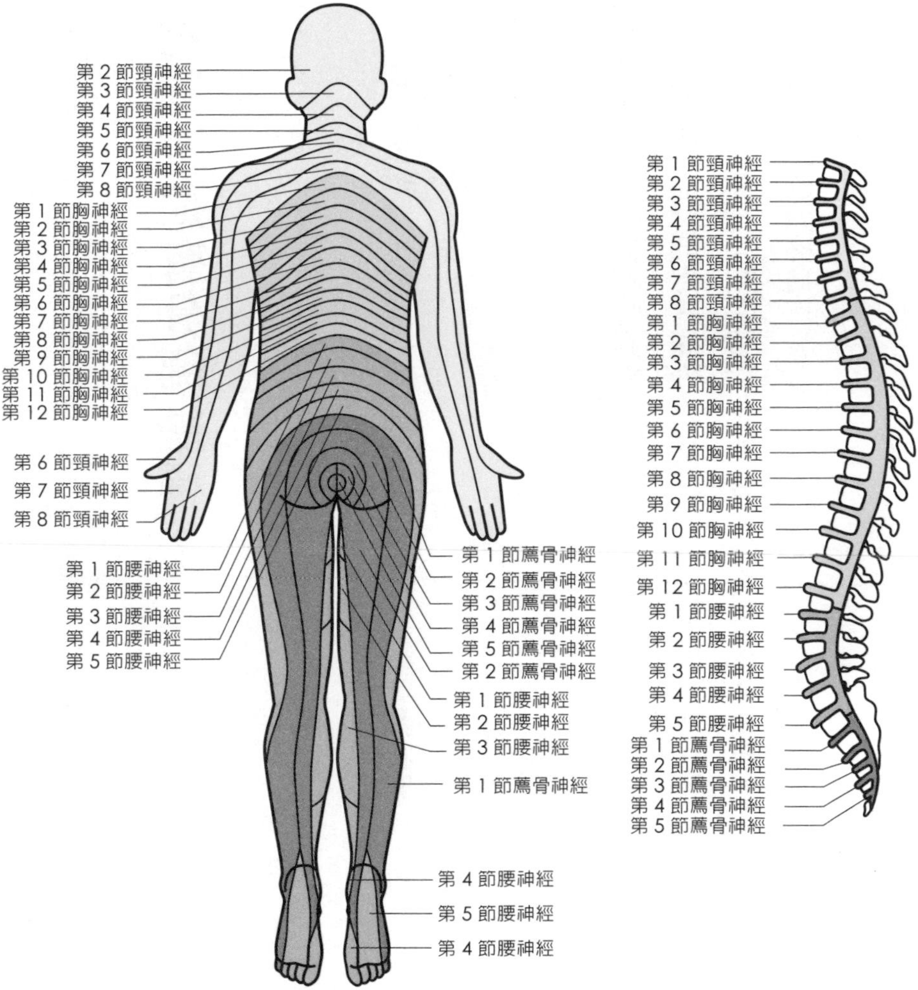
第2節頸神經
第3節頸神經
第4節頸神經
第5節頸神經
第6節頸神經
第7節頸神經
第8節頸神經
第1節胸神經
第2節胸神經
第3節胸神經
第4節胸神經
第5節胸神經
第6節胸神經
第7節胸神經
第8節胸神經
第9節胸神經
第10節胸神經
第11節胸神經
第12節胸神經
第6節頸神經
第7節頸神經
第8節頸神經
第1節腰神經
第2節腰神經
第3節腰神經
第4節腰神經
第5節腰神經
第1節薦骨神經
第2節薦骨神經
第3節薦骨神經
第4節薦骨神經
第5節薦骨神經
第2節薦骨神經
第1節腰神經
第2節腰神經
第3節腰神經
第1節薦骨神經
第4節腰神經
第5節腰神經
第4節腰神經
第1節頸神經
第2節頸神經
第3節頸神經
第4節頸神經
第5節頸神經
第6節頸神經
第7節頸神經
第8節頸神經
第1節胸神經
第2節胸神經
第3節胸神經
第4節胸神經
第5節胸神經
第6節胸神經
第7節胸神經
第8節胸神經
第9節胸神經
第10節胸神經
第11節胸神經
第12節胸神經
第1節腰神經
第2節腰神經
第3節腰神經
第4節腰神經
第5節腰神經
第1節薦骨神經
第2節薦骨神經
第3節薦骨神經
第4節薦骨神經
第5節薦骨神經

Q8 脊椎狹窄症有分哪幾種？

根據受到壓迫的神經，可將脊椎狹窄症分成以下三種（請參考第36頁圖）。骨科醫師都是依此分類來擬定治療計畫。

①神經根型

是從脊椎朝左右分枝出去的神經根受到壓迫的類型。症狀除了長時間站立時，神經受到壓迫那一側的腳或臀部會感到疼痛外，也會出現間歇性跛行。

神經根型的特徵是症狀只會出現在右腳或左腳。從左邊或右邊的腰部、大腿、小腿肚、小腿、腳底都會感到劇烈疼痛或發麻。

②馬尾型

位於脊椎末端，名為馬尾的末梢神經叢受到壓迫的類型。特徵是神經分布相當密集的馬尾受到壓迫時，左右兩側的臀部到腳部，會出現大範圍的發麻或麻痺感。

除此之外，還會出現冰涼感、灼熱感、腳底覺得刺刺麻麻的感覺異常、無力感、間歇性跛行等症狀。馬尾神經掌控了膀胱跟直腸的運作，因此容易併發頻尿、漏尿、殘尿感、便祕等跟泌尿器官有關的症狀，也是馬尾型的特徵。

③綜合型

神經根型與馬尾型的綜合版，兩邊的症狀都會出現。退化性腰椎滑脫症較易引發綜合型。

上述3種類型中，以馬尾型與綜合型的治療難度較高。為了解決神經壓迫的問題，動刀的機率較高。（清水伸一）

脊椎狹窄症的 3 種類型

❶ 神經根型

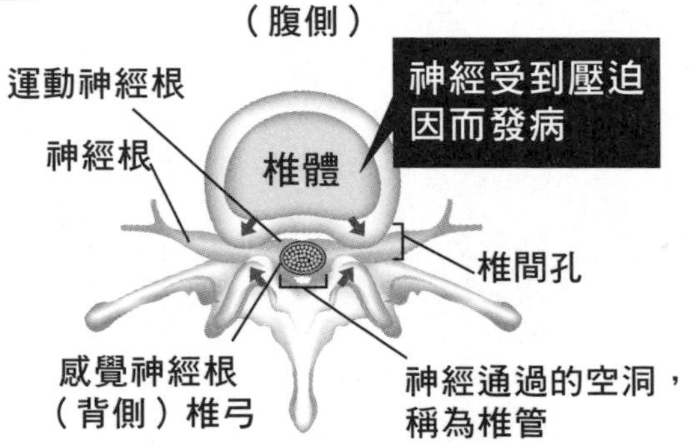
（腹側）
運動神經根
神經受到壓迫
因而發病
神經根
椎體
椎間孔
感覺神經根
（背側）椎弓
神經通過的空洞，
稱為椎管

❷ 馬尾型

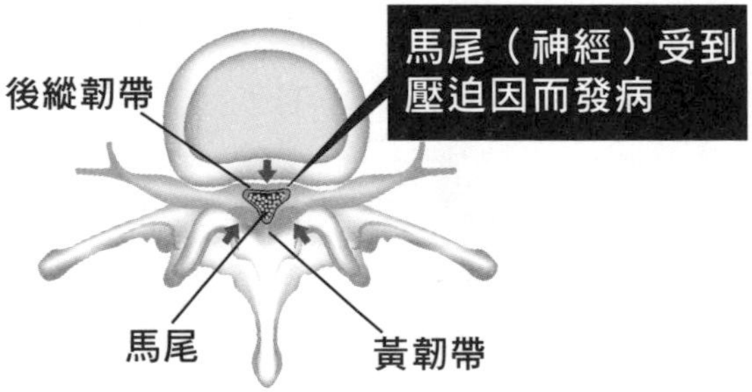
馬尾（神經）受到
壓迫因而發病
後縱韌帶
馬尾
黃韌帶

❸ 綜合型

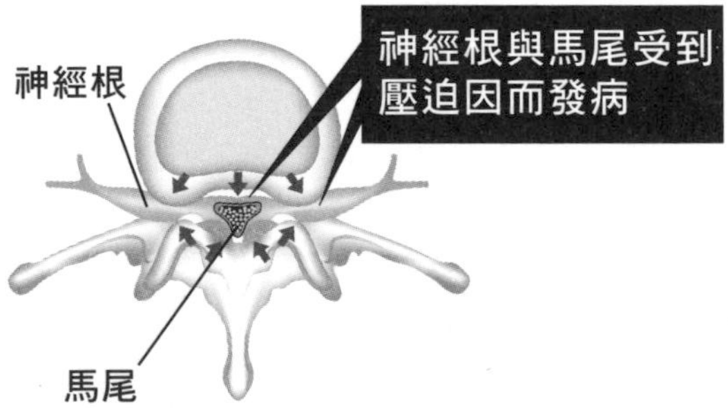
神經根與馬尾受到
壓迫因而發病
神經根
馬尾

Q9 有避免脊椎狹窄症惡化的方法嗎？

脊椎狹窄症是否會發病，環境因素遠比遺傳因素來得關鍵。因此，只要改變生活習慣，就能有效預防發病，避免惡化。

其實不只是脊椎狹窄症，大部分的腰痛都是因為腰部肌肉疲勞持續累積所造成的。特別是**打電腦**、**滑手機**、**開車**等，總是長時間維持相同姿勢的人，都會在不知不覺中增加不少腰部的負擔。因此，至少每30分鐘就要起來活動一下雙腳跟腰部，才不會累積疲勞。即便只是輕輕扭腰或站起來拉個背也無妨。

最重要的是要促進雙腳跟腰部的血液循環，以及不要長時間維持相同姿勢。日常生活中要維持一**天至少走個30分鐘**的習慣，做家事時**盡量避免會造成腰部負擔的姿勢**，每天泡個澡**暖暖腰**。鋪床睡的話，要選**硬一點的床墊**，**避免腰部下沉**。有了這些對策，就能防止脊椎狹窄症惡化。（清水伸一）

Q10 脊椎狹窄症有自然痊癒的可能嗎？

腰椎椎間盤突出（突出是指椎間盤裡的髓核向外突出。請參考Q19）最常見的狀況，就是血液中的白血球發揮作用，將突出部分加以吞噬。症狀較為劇烈的急性期，可使用鎮痛藥物或痠痛貼布後稍作休息。疼痛或發麻有所緩和，就能慢慢恢復日常動作。因此，大部分的人不用動刀就能康復。

不過，脊椎狹窄症是隨著年齡增長，椎管變窄，讓穿過其中的神經受到壓迫所引起的。雖然瞬間變窄造成症狀惡化的情況並不常見，但椎管變形、椎間盤退化、韌帶肥厚等脊椎老化現象，都會隨著時間慢慢浮現。疼痛、發麻等症狀也會逐漸惡化。

為了避免走到這個地步，脊椎狹窄症治療的關鍵就是早期發現、早期治療。初期階段便展開治療或自我照顧，就能有效抑止脊椎狹窄症的惡化，維持正常的生活型態。（清水伸一）

Q11 若父母罹患脊椎狹窄症，有可能會傳給下一代嗎？

患者裡也有人是因為一出生椎管就比較窄的先天性脊椎狹窄症，20或30多歲就出現腰痛、坐骨神經痛等症狀。而組成脊椎的椎骨、椎間盤的形狀也容易受遺傳影響，因此若父母或兄弟姊妹有人罹患脊椎狹窄症，就會增加發病風險。

另一方面，椎管會隨著年紀增長而變窄，因此任何人都有可能罹患脊椎狹窄症。只不過有人可能會發病，但也有人一輩子都與此無緣。最大的差別就在於日常生活習慣。若長期維持駝背等壞姿勢、運動不足、抽菸、睡眠不足、挑食、壓力等，就會加速腰椎、腰部肌肉或韌帶的老化，增加發病風險。前來求診的患者中，從事會對腰部帶來負擔的運輸業、建築業、農業、看護業、久坐的辦公室工作、需要久站的服務業等行業的人最多。脊椎狹窄症會受到後天因素很大的影響，重新檢視生活習慣，就能降低發病風險，抑制惡化。（清水伸一）

Q12 椎管會因壓迫性骨折變窄嗎？

骨頭會持續進行組織的破壞與再生，當再生追不上破壞的速度時，骨質密度就會下降，讓人動不動骨折。這樣的狀態就稱為骨質疏鬆症（讓骨頭內部變得空洞）。女性荷爾蒙的減少會造成骨質密度下降，因此好發於停經後的女性。

骨質疏鬆症所導致的骨折最常發生在脊椎、髖骨、手腕的骨頭。通常會伴隨劇烈疼痛，但也會在本人未察覺時發生**壓迫性骨折**。出現壓迫性骨折時，人都會拱背，將脊髓骨撐大，就不會造成脊椎狹窄症。脊椎中被稱為椎體的部分是呈現左右對稱的。若左右對稱遭到破壞時，就會形成跟退化性側彎相同的狀態，壓迫到神經，出現症狀。（菊地臣一）

壓迫性骨折是什麼？

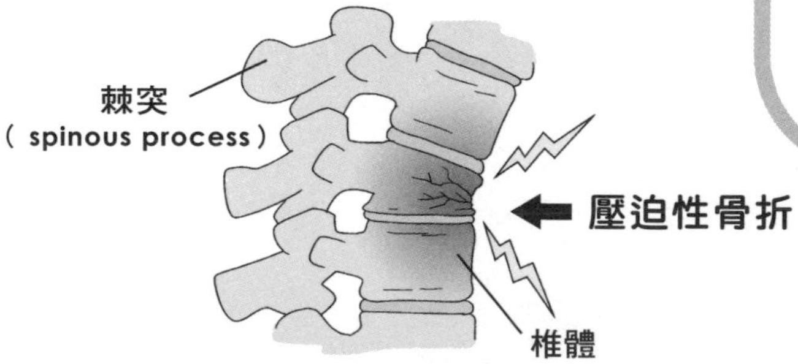

棘突
（spinous process）
壓迫性骨折
椎體

Q13 為什麼肥胖會造成脊椎狹窄症惡化？

脊椎狹窄症所帶來的雙腳與腰部疼痛、發麻，會讓人連動都不想動。能不走路就不走路。像這樣在日常生活運動量驟減的情況下，若飲食量還是一如往常，會因為吃下肚的熱量無法完全消耗，導致體重直線上升的案例極為普遍。

一變胖就會破壞身體的重心平衡，讓腰桿老是挺不直，給腰椎帶來更多的負擔，讓脊椎狹窄症更加惡化。因此，體重過重的脊椎狹窄症患者首先要做的就是減肥。不過，過度節食甚至會減去腰椎周圍的肌肉，削弱支撐脊椎的力量，反而可能讓腰痛的毛病更加惡化。如此一來，均衡的飲食，每餐只吃八分飽，並在不勉強的情況下以運動、散步等方式來進行減肥才是最重要的。（清水伸一）

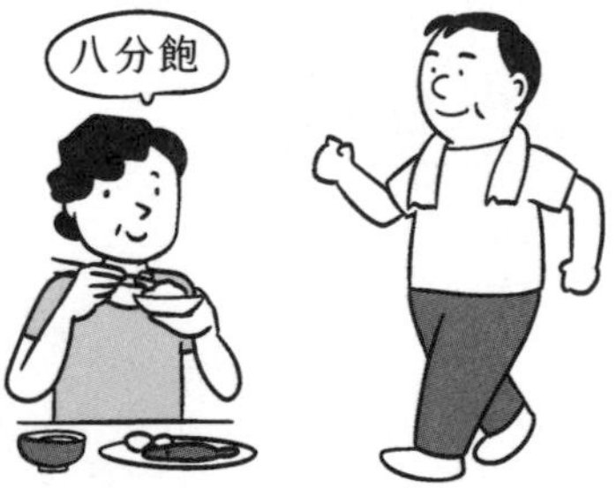

Q14 壓力也會影響到脊椎狹窄症嗎？

我們腦中名為依核的部位，會分泌出緩解疼痛的鎮痛物質（名為嗎啡）。不過，近年來的研究發現，受不安或恐懼等壓力所苦時，自律神經（與本身的意志無關，支配血管或內臟運作的神經）就會出現異常，讓大腦的鎮痛功能無法正常發揮作用，感覺到的疼痛也會是原本的2倍，甚至是3倍。

脊椎狹窄症的患者中，有許多人會因雙腳跟腰部的疼痛遲遲無法獲得改善，而產生「該不會一輩子都治不好了吧？」、「會不會沒辦法走路了？」、「會不會因此失業？」、「我都痛成這樣了，為什麼都沒人懂？」等等的不安與恐懼。如此一來，就會陷入「壓力會讓疼痛更加惡化，進而帶來更多不安與恐懼」的惡性循環。要改善這樣的惡性循環，最重要的就是不再畏懼疼痛，並且盡可能積極接受治療。

（清水伸一）

Q15 聽說脊椎狹窄症容易併發糖尿病，這是真的嗎？

韓國的研究團隊以119位同時罹患脊椎狹窄症與糖尿病的患者為對象，進行了2年的追蹤調查。報告指出以手術改善脊椎狹窄症的症狀後，糖化血色素（顯示1～2個月血糖值變化的指標。超過6.5％就是糖尿病型）或肥胖指數（BMI）也都獲得顯著改善。

此一研究結果證實了糖化血色素的狀態與血糖控制息息相關，糖化血色素帶來的疼痛或發麻都會導致身體的活動量下降，容易造成高血糖、肥胖的事實。

另一方面，過度攝取含有大量醣類的碳水化合物，會促進身體的「糖化」。

糖化指的是體內的蛋白質與糖結合後，形成名為最終糖化蛋白（AGE）此一老化物質的反應。AGE會造成血糖值上升，產生更大量的AGE。

AGE會儲存在身體各處，讓這些地方逐漸老化。特別是組成韌帶、椎間盤的蛋白質糖化後，會造成韌帶肥厚、椎間盤變形，讓椎管更容易變得狹窄。

若一直處在高血糖狀態，體內就會累積大量AGE，讓椎管變窄。因此，要留意千萬別過量攝取醣類較高的碳水化合物等食品。脊椎狹窄症併發糖尿病的患者，除了要重新檢視日常的運動量、飲食內容外，最不可或缺的就是同時並持續進行治療。（勝野浩）

身體的「糖化」是什麼？

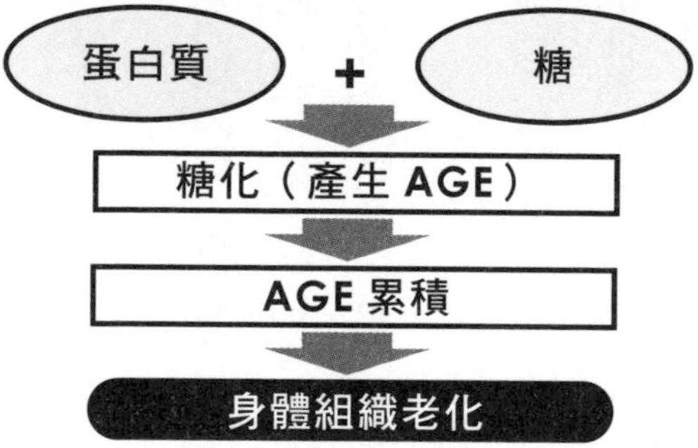
蛋白質
+
糖
糖化（產生AGE）
AGE累積
身體組織老化

糖化指的是體內的蛋白質與糖結合後，形成名為最終糖化蛋白（AGE）老化物質的反應。
AGE會儲存在身體各處，讓這些地方逐漸老化。特別是組成韌帶、椎間盤的蛋白質糖化後，會造成韌帶肥厚、椎間盤變形，讓椎管更容易變得狹窄。

Q16 抽菸會影響到脊椎狹窄症嗎？

最容易引發脊椎狹窄症的就是老化所造成的椎間盤退化。椎間盤是位於組成脊椎的椎骨與椎骨之間，扮演緩衝墊角色的軟骨組織。若椎間盤失去彈性，椎骨就會相互磨擦形成骨刺。這也是讓椎管變窄，壓迫到神經的原因。近年的研究顯示，抽菸會加速椎間盤老化，造成腰痛更加惡化，而被視為一大問題。椎間盤的主要成分是膠原蛋白，要在體內進行合成的話，最不可或缺的就是維生素C。但若有抽菸習慣，就會造成身體內的維生素C大量減少，讓膠原蛋白無法順利合成，導致椎間盤退化。脊椎狹窄症患者不只要及早戒菸，也請積極攝取維生素C。檸檬、草莓、芹菜、花椰菜等蔬菜水果，都含有豐富的維生素C。忙碌或老是挑食的人，也可以服用市售的維生素C保健食品。另外，尼古丁一進入人體，就會造成血管收縮，讓肌肉、韌帶變得僵硬，因而導致腰痛更加惡化。想減緩症狀，就要戒菸。（清水伸一）

Q17 想要繼續打高爾夫球，但只能放棄了嗎？

揮桿時若覺得腰痛或腳部發麻時，就先暫停前往骨科就醫。在醫師的專業指導下，透過運動療法等，來改善病症。以適當的運動療法來鍛鍊「支撐脊椎或足腰的肌肉群」，就能維持某天重回高爾夫球場時所需的體力。

若沒有太強烈的疼痛感，就可以跟醫師商量是否能重回球場。就算取得醫師同意，也不要用1號木桿全力揮桿，而是用短鐵桿半揮桿。以無須大量使用到腰部的球桿來練習，謹慎確認是否會造成疼痛惡化。

患者中有許多人都是以總有一天要重回球場來激勵自己，透過運動療法或健走來訓練肌肉，進而讓脊椎狹窄症獲得改善。有些患者不想放棄登山的興趣，因而努力復健，最後成功登上白朗峰。以我接觸過的患者為例，抱著「治好的話，想做這個」目標的人，確實會更加認真接受治療，改善率也較高。（清水伸一）

Q18 脊椎狹窄症容易演變成「運動障礙症候群」嗎？

脊椎狹窄症也是成為高齡化社會問題「運動障礙症候群（Locomotive syndrome）」的一大主因。最近被簡稱為「LOCOMO」指的是肌肉、骨頭、關節功能衰退，造成步行或日常動作出現困難的狀態，下一階段就是臥床不起。

隨著脊椎狹窄症的惡化，疼痛、發麻會讓人再也無法隨心所欲地進行站立、步行等日常動作，運動量不足也會導致肌力或骨量下降。若進而影響到運動機能的話，一跌倒就可能造成大腿骨骨折，增加臥床不起，需要長期看護的風險。

為了避免發生這最糟糕的情況，治療脊椎狹窄症也必須積極導入運動療法（請參考Q61～67）。維持步行等運動機能，避免臥床不起，從確保患者的生活品質（QOL）的角度來看，是相當重要的。（清水伸一）

運動障礙症候群的 7 項檢測

只要符合下列 1 項檢測項目，就有可能是運動障礙症候群。

1	單腳站立就沒辦法穿襪子。	☐
2	常在家裡絆倒或滑倒。	☐
3	上樓梯時需要抓著扶手。	☐
4	無法在綠燈秒數內過完馬路。	☐
5	無法連續走約 15 分鐘。	☐
6	要把 2 公斤左右的物品（約莫是兩瓶 1 公升的牛奶）拿回家，有一定的難度。	☐
7	使用吸塵器或將棉被搬上搬下，有一定的難度。	☐

※ 資料來源：日本骨科學會公認「運動障礙症候群預防啟發」官方網站「LOCOMO CHALLENGE」。

Q19 腰椎椎間盤突出跟脊椎狹窄症有何不同？

腰椎椎間盤突出（以下稱為椎間盤突出）是椎間盤裡果凍狀的髓核向外突出，壓迫到神經的狀態。跟脊椎狹窄症一樣，都會造成腰痛或是坐骨神經痛，偶爾也會出現排尿、排便障礙的重度症狀。站著往前彎腰時，若感到劇烈疼痛就是椎間盤突出。相反地，若往後彎時感到劇烈疼痛，就是脊椎狹窄症。除此之外，脊椎狹窄症在身體有所動作時，容易感到疼痛；椎間盤突出則是就算不動也常會感到疼痛。另外一個分辨方式，就是仰躺時將膝蓋伸直，向上抬起30～60度（名為仰臥直抬腿檢測），受測時該腳及同側腰部感到劇烈疼痛，就很有可能是椎間盤突出。（菊地臣一）。

椎間盤突出

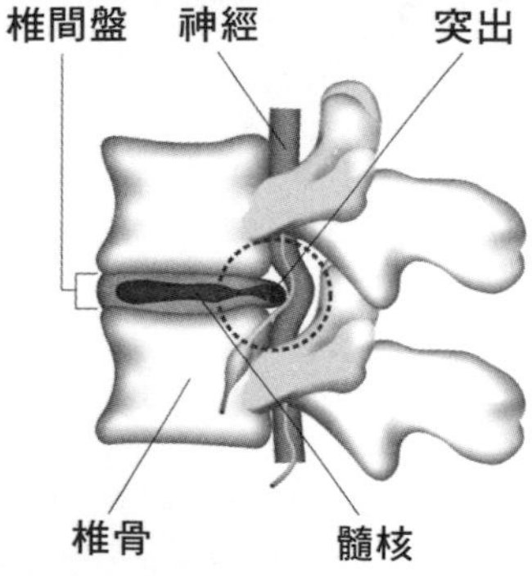

Q20 跟腰椎滑脫症或退化性脊椎側彎有關嗎？

脊椎狹窄症的患者，過去多半都曾罹患伴隨腰痛的疾病。其中最多的就是因腰椎變形造成腰痛的退化性腰椎症。其它造成脊椎狹窄症的原因，年輕人大多是「滑脫症」，高齡者則以「退化性脊椎側彎」居多。

●滑脫症：

腰椎的椎骨前後錯位的狀態，就稱為「滑脫症」。滑脫症有兩種，一種是椎弓（椎骨後端）與椎體（椎骨前端）斷裂分離的「腰椎分離滑脫症」。好發於30～40多歲的男性，症狀為雙腳與腰部的疼痛。

另一方面，椎弓與椎體相互連接，但老化等原因造成椎間盤退化，讓上下相連的椎骨產生錯位的「腰椎退化性滑脫症」，以超過40歲的女性最為常見，會引發雙腳腰部疼痛或發麻、私密部位不適症狀，甚至是排尿、排便障礙。

●退化性脊椎側彎：

脊椎從正面看是呈現一直線的，但隨著年紀的增長，脊椎左右側彎超過10度，就稱為退化性脊椎側彎，腰椎的椎管也會變窄。這類患者常會伴隨退化性滑脫症或退化性腰椎症。

脊椎一彎，朝左右方向分枝出去的神經出口（椎間孔）就會變窄，壓迫或拉扯到神經，引發腰痛或下肢疼痛、發麻、間歇性跛行等症狀。也有出現腰椎椎間盤超過2處的神經受到壓迫、超過2處的神經根因壓迫而引發疼痛的可能，所以需要進一步的詳細診察。（菊地臣一）

滑脫症跟脊椎側彎

●腰椎退化性滑脫症

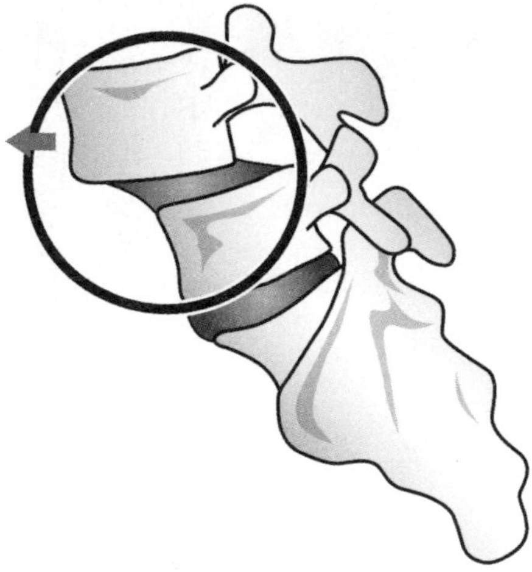

滑脫症有兩種，好發於40歲以上女性的是上下相連的椎骨產生錯位的「腰椎退化性滑脫症」。

●退化性脊椎側彎

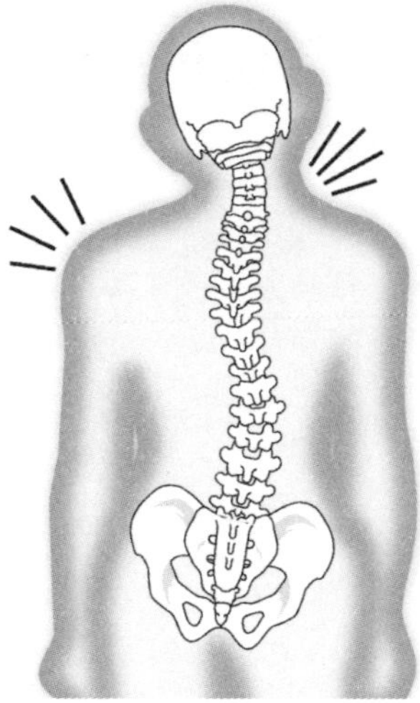

隨著年紀的增長，脊椎左右側彎超過10度，就稱為退化性脊椎側彎。

Q21 不知道是不是因為脊椎狹窄症，經常陷入憂鬱情緒。是我想太多了嗎？

脊椎狹窄症的罹病期越長，患者就越容易出現憂鬱症狀。我也實際問了本院的84位患者，其中有83位就出現了「會不會持續惡化下去，永遠都治不好了？」、「擔心會給身邊的人添麻煩。」、「為什麼只有我？」、「沒有人能理解我的心情」等等的不安情緒。東京大學醫學系的研究報告也證實此一傾向。針對253位脊椎狹窄症男女患者的憂鬱狀態程度所做的調查，顯示有32%的人出現憂鬱傾向。另外，報告中也指出因長時間的劇烈疼痛、發麻而縮短步行時間的人，就越容易陷入憂鬱狀態。出現憂鬱症狀後，不只感覺神經會變得敏感，讓疼痛或發麻症狀加劇，也會因為不想出門，足腰肌力持續下降，讓步行能力日益衰退。請抱持著積極心態，努力改善症狀。擺脫憂鬱情緒，才能早日減緩疼痛或發麻等不適症狀。（清水伸一）

Q22 母親被診斷為脊椎狹窄症，家人該如何提供協助？

若要協助脊椎狹窄症患者，最重要的是「本人能做的，就讓他自己親手做」的想法。都由家人協助的話，患者本身就會一直處於靜止不動的狀態，讓肌肉一步步衰弱，關節的活動範圍也會變窄，最後就真的想動也不能動了。

要是不忍心看家人情況惡化的話，不妨就一起做家事吧！比方說，讓家人進廚房，一邊聊天一邊做菜也很開心。也可以一起外出購物，外出購物時的步行，可以強化下半身的肌肉。配合患者的走路速度，盡可能放慢速度，也幫忙提重物。觀察患者的狀況，隨時找地方坐下來休息。

當患者一個人做不來時，默默在一旁提供協助，也能有效抑制脊椎狹窄症的惡化。（清水伸一）

第 2 章

關於症狀的 14 個疑問

Q23 為什麼椎管變窄後，會疼痛或發麻？

被脊椎、椎間盤、黃韌帶（韌帶是連接骨頭與骨頭的強韌纖維組織）等包圍的椎管是脊髓通過的空間。隨著年紀的增長，脊椎會變形、椎間盤會膨起、黃韌帶會變得厚實，椎管也會變窄。因此，讓脊柱管裡的神經受到壓迫。這樣的狀態就是所謂的**脊椎狹窄症**。

若長期處於神經受壓迫的狀態，神經就會發炎，進而出現腰痛、下肢痛、發麻等症狀。除此之外，椎管內的神經持續受到壓迫，也會造成通往神經的血液循環停滯，無法運送充足的氧氣與養分，讓神經陷入缺氧狀態。如此一來，就會引發間歇性跛行（走一小段路就要停下來休息的症狀）或雙腳麻痺、發麻、臀部四周冰冷、灼熱感等感覺異常，甚至會出現排泄障礙，若無法自行排尿、排便時，就必須盡早開刀治療。（清水伸一）

Q24 脊椎狹窄症的症狀有哪些特徵？

脊椎狹窄症帶來的腰痛、雙腳發麻等，有以下幾種主要特徵。

●腰痛：

脊椎狹窄症所產生的腰痛，大多都是慢性鈍痛。很少有人是突然出現劇烈疼痛的急性腰痛。

另外，患者中也常看到完全沒有腰痛症狀的案例。

●腳麻：

脊椎狹窄症引發的雙腳發麻，會因患者的感覺而有所不同。

患者中，有被電到麻麻的感覺、被針刺到的刺痛感、灼熱感、冰涼感或像是腳底貼了張紙的不自在感、有小石頭跑進鞋子裡的感覺、皮膚感覺變得遲鈍或敏感等各種可能。

●腳部疼痛：

脊椎狹窄症患者最常見的症狀就是從臀部到大腿、小腿、腳背、腳尖都感覺到劇烈疼痛的坐骨神經痛。甚至有因神經根受到壓迫，連鼠蹊部都感到疼痛的案例。

●雙腳無力：

也有說自己腳踝無法上抬，拖鞋根本穿不住等，雙腳無法施力的患者。嚴重的話，會因雙腳肌力不足，腳尖無法抬起，遇到階梯或些許地面落差時，就容易被絆倒。（菊地臣一）

脊椎狹窄症的成因

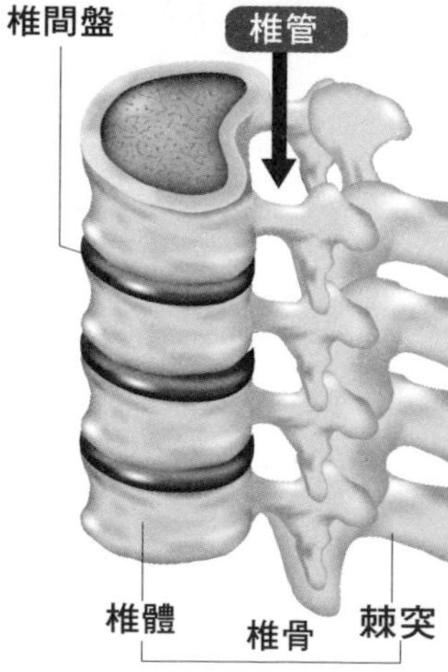

椎管是脊髓、馬尾、神經根等的通道，因年紀增長或生活習慣等因素變得狹窄，進而壓迫到神經，引發疼痛或發麻。這樣的病狀就稱為脊椎狹窄症。

Q25 是否有可以研判為脊椎狹窄症的早期症狀？

足腰的疼痛發麻、間歇性跛行等典型症狀出現前，有時也會看到前一個階段的症狀。最常見的早期症狀，就是腰痛。

再說，有8成以上的腰痛，都屬於無法研判其原因的非特異性腰痛。因此，經常會聽到確診為脊椎狹窄症前，已飽受不明原因腰痛之苦多年的案例。

另外，脊椎狹窄症初期，有患者說覺得雙腳變得腫脹，皮膚感覺變遲鈍，腳底覺得麻麻的。也有人說有種腳底被貼了膠帶或是有小石頭跑進鞋子裡的不自在感。

這樣的症狀持續很長一段時間，自己也覺得奇怪時，請及早到骨科就診。（菊地臣一）

脊椎狹窄症的早期症狀

●腰痛

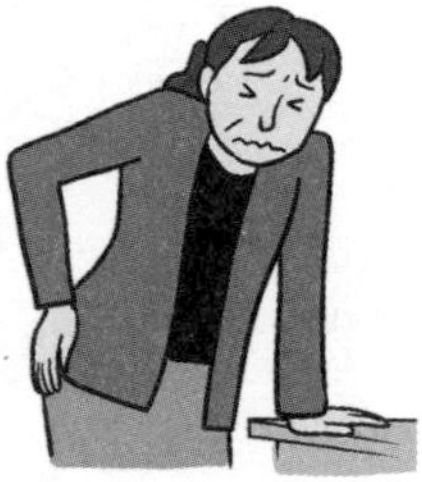

●容易被絆倒

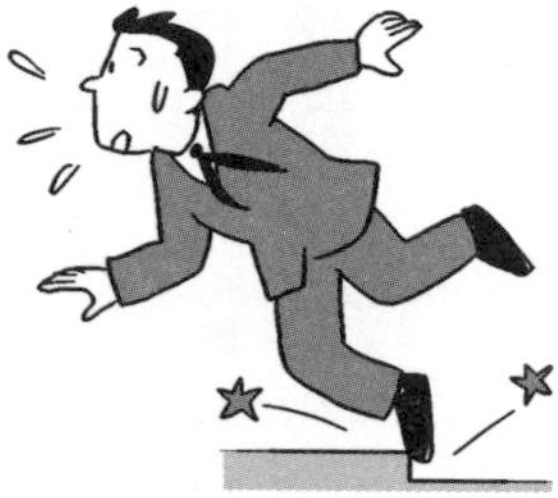

●感覺雙腳腫脹

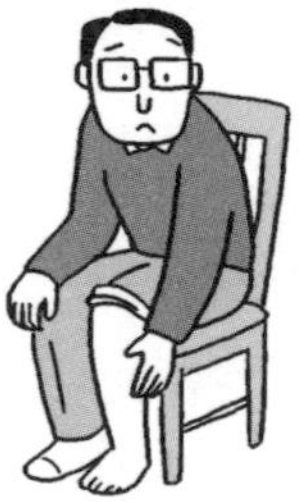

●腳底麻麻的

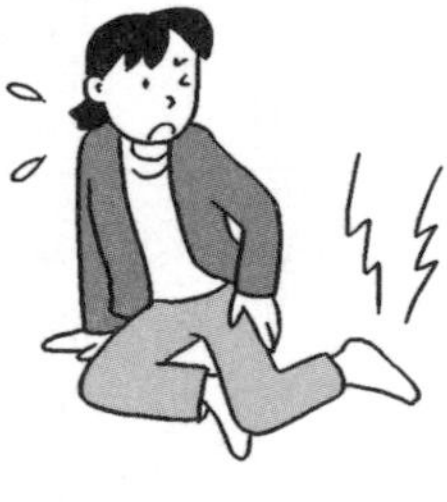

●腳底被貼了膠帶的感覺

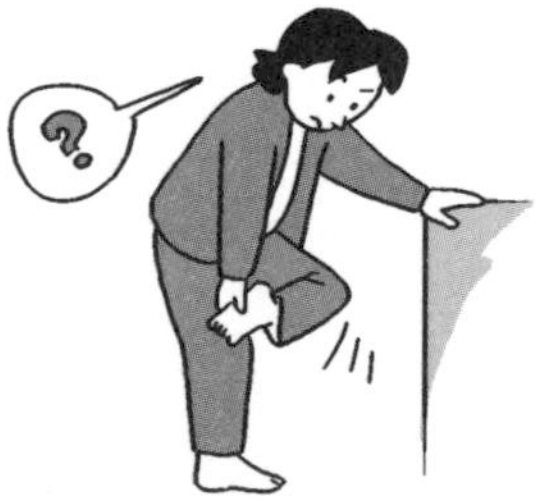

●有小石頭跑進鞋子裡的不自在感

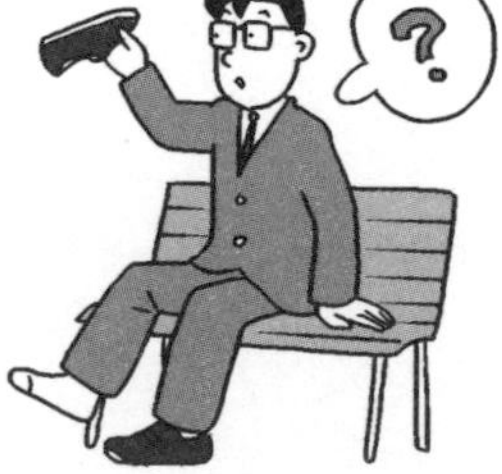

Q26 間歇性跛行是什麼樣的症狀？

走路時，從腰到腳會感到疼痛或發麻（有時也會影響私密部位）、無力感而暫時無法走路，但稍微蹲著休息一下就恢復正常的步行障礙，就稱為間歇性步行。

蹲下或身體前傾休息時，就能減輕疼痛或發麻，是因為透過拱背的動作，將腰椎的椎管打開，減緩神經所受到的壓迫。有60%～80%的患者會出現間歇性跛行，發病時間跟間距則因人而異。輕度的話，可以持續走幾十分鐘。但嚴重的話，可能連5公尺都舉步維艱。惡化到這種程度，就可能要考慮動手術了。

為防止間歇性跛行惡化，盡可能外出走走或是在家進行踏步運動，維持雙腳跟腰部的肌力。不過，要請大家留意的是，出現疼痛、發麻等症狀前要適度休息。會在意他人眼光的患者，建議可以選擇人少的時間帶，或是調查有長椅可以坐著休息的地方，事先決定好外出行走的路徑或時間。（菊地臣一）

Q27 間歇性跛行會出現在脊椎狹窄症以外的疾病嗎？

除了脊椎狹窄症外，動脈硬化阻塞疾病「周邊動脈阻塞性疾病（PAD）」也會有間歇性跛行的症狀，脊椎狹窄症與周邊動脈阻塞疾病引發的間歇性跛行其不同之處在於，若是脊椎狹窄症的話，只要身體前傾稍作休息，就能獲得緩解。周邊動脈阻塞的話，則是要立正站好。動脈硬化阻塞疾病是從骨盆到腳部的動脈硬化持續惡化。血栓（血塊及動脈粥狀硬化形成的斑塊）阻塞血管，造成血液循環停滯，雙腳無法獲得充足的養分與氧氣，因而導致間歇性跛行。一開始是雙腳冰冷、肌膚顏色出現變化，再逐漸演變成間歇性跛行或靜止不動時的腳部疼痛。好發於20∫40歲吸菸男性的血栓閉塞性脈管炎（柏格氏病），也會因為雙腳末梢血管發炎引發間歇性跛行。無論是何種動脈疾病，出現血栓造成血管阻塞，就有可能導致腳部壞死。因此，若出現間歇性跛行的症狀，請及早就醫。（菊地臣一）

Q28 間歇性跛行會讓步行距離縮短嗎？

本診所曾針對126位脊椎狹窄症男女患者（男性55人、女性71人、47～65歲）進行過院內調查。

結果顯示所有患者（100%）都為間歇性跛行所苦。無法一口氣走超過200公尺的人占了大半（55%），步行距離不到10%的人也有15%。

另外，也知道許多患者都因間歇性跛行而不想外出，選擇躲在家裡。這也成為造成足腰肌力下降，讓症狀更加惡化的重要原因。（清水伸一）

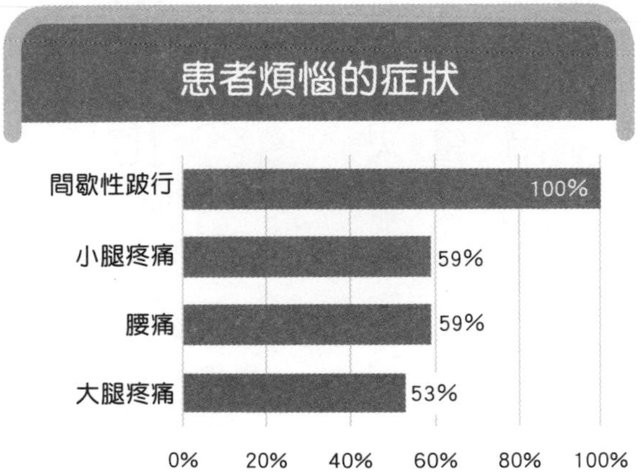
患者煩惱的症狀
間歇性跛行
100%
小腿疼痛
59%
腰痛
59%
大腿疼痛
53%
0%
20%
40%
60%
80%
100%

※ 清水骨科診所調查結果

Q29 脊椎狹窄症的症狀會急速惡化嗎？

脊椎狹窄症的症狀有時會持續惡化，有時候則不會有什麼太大的變化，維持在相同狀態好幾年。即便症狀惡化，大多數患者的惡化速度都極為緩慢。

女性常見的退化性腰椎滑脫症伴隨的馬尾型（請參考Q8）脊椎狹窄症，會出現腰痛或腳麻、腳底不適感等症狀，然後，就會慢慢惡化。

不過，也有感覺不到任何疼痛、發麻的馬尾型脊椎狹窄症。如此一來，就會延誤就醫時機，就醫前的這段期間，神經損傷也會持續惡化。也有患者從某個時間點開始，就會突然出現包含間歇性跛行在內的各式症狀。

甚至有患者出現腰痛、間歇性跛行等症狀沒多久後，就惡化到排尿、排便障礙或足部、腰部麻痛。放著不管可能一輩子都治不好，所以要及早尋求專業協助。視情況，也有開刀治療的必要性。（菊地臣一）

Q30 只有腳麻，沒有腰痛。這樣也算是脊椎狹窄症嗎？

只要過了40歲，幾乎所有人的椎管都會變窄。但也不是椎管變窄，就一定會出現症狀。脊椎狹窄症患者裡，約有5～6成出現腰痛症狀。並不是所有人都會出現腰痛症狀。就診斷來看，症狀比磁振造影（MRI）檢查呈現出來的影像還重要。出現症狀，醫師再從觀察結果（包含步行負荷實驗、站立負荷實驗）判斷，懷疑可能罹患了脊椎狹窄症，就可以進行影像判斷。若可以證明患者症狀、觀察結果確實是狹窄，便是確診。換句話說，是否出現脊椎狹窄症的典型症狀「間歇性跛行」才是重要基準。有約6～8成的患者會出現間歇性跛行。走沒兩步就會出現下肢疼痛或發麻等症狀而無法行走，身體往前傾稍微休息就能恢復的人，就有可能是脊椎狹窄症。（菊地臣一）

Q31

發麻跟麻痺有什麼不同？

發麻是**感覺神經**出現某種障礙，導致神經裡的電訊號傳遞出現異常，所產生的症狀。電訊號一出現異常，就會出現刺刺麻麻的知覺異常。另外，皮膚失去感覺或變遲鈍的知覺脫失、知覺鈍麻，也都是感覺神經無法正常傳遞電訊號所引起的。

麻痺則與感覺神經無關，而是掌控身體動作的**運動神經**出問題所導致的症狀，造成身體的雙手、手腕、雙腳等部位無法動彈的狀態。中樞神經無法修復、再生。不過，造成發麻、麻痺的受損末梢神經，則具有再生能力。**末梢神經的復原速度十分緩慢**，一天約0.3～1毫米，就算一天長1毫米，一個月也只能修復3公分。因此，通過手腳的較長神經，花超過2年以上的時間才修復，也是很常見的。

只不過，因某種疾病破壞了脊髓末梢神經本源的神經細胞，復原的機會就變得微乎極微。另外，若末梢神經末端的血液循環變差的話也很難修復。（寺本純）

Q32 為什麼出現症狀的部位會跟之前不一樣？

脊椎狹窄症的症狀，包含**疼痛或發麻**、**冰冷感**、**灼熱感**、**緊繃感**、**拉扯感**、**腳底不適等**，各式各樣的知覺障礙。這些知覺障礙過了半年、1年、2年……，範圍會越來越廣，出現症狀的部位也會從腰到腳、從腳到腰，或是從右腳到左腳。另外，短時間內就轉移到讓症狀加劇的部位，這樣的案例也不在少數。

隨著時間的流逝，症狀的輕重也會有所變化。出現症狀的區域出現移轉或是擴大，這類現象的起因，是由於神經受壓迫的範圍擴大或是受壓迫的神經區域有所改變。尤其是以馬尾型脊椎狹窄症（請參考Q8）最為顯著。

馬尾神經叢裡有控制臀部到雙腳腳尖感覺的神經，因此隨著馬尾受到壓迫的位置或程度不同，症狀的範圍或區域也會有所不同。（清水伸一）

Q33 聽說有較容易發病的日期跟時間帶是真的嗎？

脊椎狹窄症的症狀會隨著姿勢或動作、身體狀況、天氣、氣壓、氣溫等種種條件而有所變化。不同的時間帶，症狀輕重也會不太一樣。

最近的研究也證實了壓力會影響到疼痛等症狀。我們的體內會製造一種名為「嗎啡」的鎮痛物質。感受到巨大壓力時，就較難製造出嗎啡，疼痛或發麻也會隨之增強。

事實上，根據日本中央勞動災害防止協會《職場腰痛預防對策手冊》的調查，腰痛發病件數最多的是星期一，時間帶則為剛上班沒多久的上午10點前後一小時。因為「星期一早上」也是勞動者最容易感受到壓力的時間點，因此可以證實壓力會對症狀輕重帶來極大影響。（清水伸一）

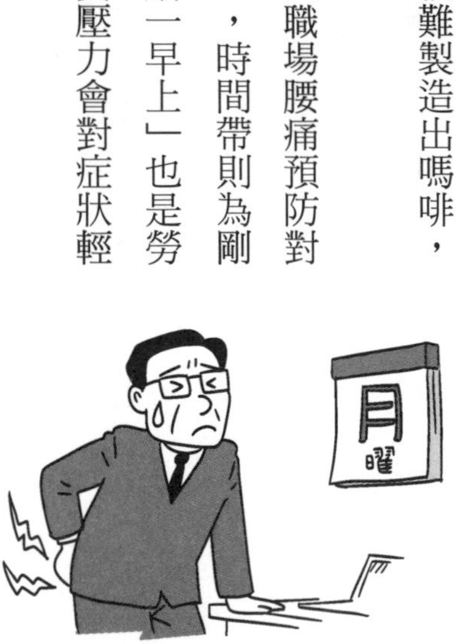

Q34 氣溫跟天氣會影響到脊椎狹窄症嗎？

不只是脊椎狹窄症，有人在下雨或下雪的前一天，雙腳、腰部的疼痛或發麻會變得更加強烈。這跟氣壓或氣溫的變化息息相關。低氣壓會增加發炎物質的分泌，讓身體各處產生疼痛，也容易讓脊椎狹窄症的症狀更加惡化。

低氣壓加上壞天氣，容易打亂自律神經（與自身意識無關，支配血管或內臟運作的神經）的運作，讓副交感神經（讓身心放鬆的神經）過度活躍的話，低血壓會讓患部的老舊廢物、發痛物質更難排出體外，有時就會感受到更加劇烈的疼痛或發麻。另外，當氣溫急速下降，交感神經（讓身心變得更加活躍的自律神經）持續處於優勢，就會讓血管、肌肉一直維持在收縮狀態，疼痛或發麻情況也會更嚴重。身體一冷，症狀更容易惡化的患者，最重要的就是泡澡、將暖暖包貼在下腹部、腎臟附近或脖子後方來保暖，藉此促進血液循環。（清水伸一）

Q35 排尿、排便障礙具體來說會有哪些症狀？

馬尾神經與膀胱、直腸的運作都有著密切的關係。因此，馬尾型的脊椎狹窄症（請參考Q8），隨著椎管的窄化，出現膀胱或直腸障礙（排泄障礙）的機率就會增高。膀胱、直腸障礙多半都是開始於排尿次數的變化，上廁所的次數變多，相反地，也有可能變少。

罹患馬尾型脊椎狹窄症時，臀部感覺會變得遲鈍，因而出現大小便失禁的情況。不過，到目前為止我看診過的病人中，還沒有人惡化到出現大便失禁的症狀。

高齡男性會因為攝護腺肥大壓迫到尿道，引發排尿不順、頻尿、尿急感、夜間頻尿等症狀。要判斷排尿障礙是脊椎狹窄症或是攝護腺肥大所引起的，就必須確認是否出現麻痺等神經症狀。（吉原潔）

Q36 脊椎狹窄症的痛苦會持續到什麼時候？

根據日本骨科學會的《脊椎狹窄症診療指南二〇一一》，輕度或中度患者裡，有1／3或1／2的人會隨時間自然獲得改善。

以5年時間，觀察120位進行保守療法（手術之外的治療方式。請參考Q50）的患者其恢復狀況，約有1／2，也就是52人（43.3％）的症狀獲得改善。

這代表並非高齡者或是只要隨著年紀增長，症狀就只會一味惡化。前面提到的三種脊椎狹窄症類型（請參考Q8），若屬於神經根型，症狀其實不易惡化，也較容易獲得改善。

即便是馬尾型或綜合型，只要接受適當治療，牢記不易引發疼痛的姿勢或動作來加以因應的話，很多病人其實都是可以正常過生活的。請務必積極尋求主治醫師的專業協助，並持續接受治療與自我照顧。（清水伸一）

記錄下來是否有
脊椎狹窄症的早期症狀
（詳見 **P60**）

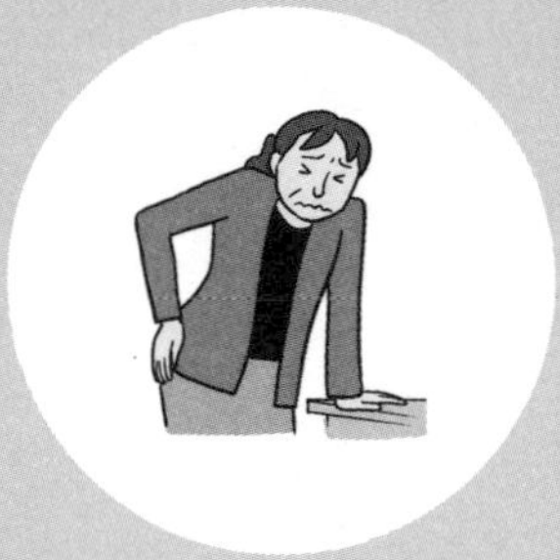

●腰痛

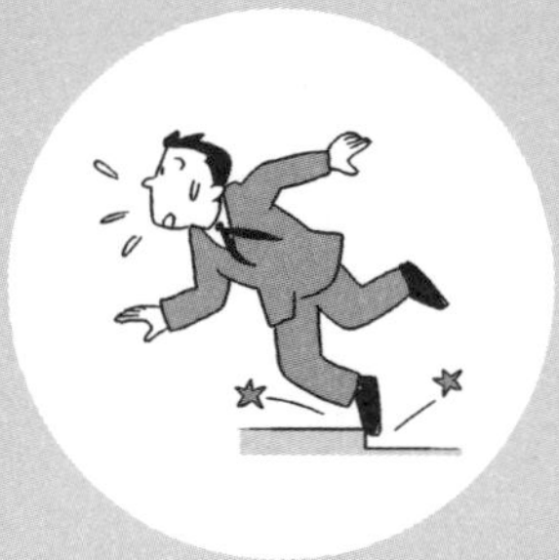

●容易被絆倒

第 3 章

關於診察、診斷的 13 個疑問

Q37 脊椎狹窄症要看哪一科？

脊椎狹窄症多半是因為組成脊椎的椎骨、位於椎骨與椎骨之間的椎間盤（扮演緩衝墊角色的軟骨）、韌帶（連接骨頭與骨頭的堅韌纖維組織）等變形或退化所造成的。因此，足腰出現疼痛或發麻，沒辦法走太久的症狀時，應立即前往骨科就診。

骨科醫師主要會以詢問患者症狀的問診、碰觸患部確認狀況的觸診、X光等的影像檢查，來確認造成椎管變窄的組織。只不過，雖然X光可以檢查出骨頭的異常，卻很難找出由細緻纖維組成的肌肉或韌帶有何異常。因此，若足腰的疼痛、發麻持續好幾個月，直接到大醫院接受磁振造影（MRI）等詳細影像檢查會比較好。另外，針對脊椎狹窄症的長期疼痛，則須尋求麻醉科（疼痛門診）的協助。要動手術的話，就必須前往腦神經外科。（清水伸一）

※編註：在台灣的脊椎手術，骨科醫師亦相當專精，許多患者都是由骨科醫師執刀手術。

Q38 初診最好就到大醫院嗎？

大醫院有各式各樣的科別，也有磁振造影（MRI）等能進行詳細影像檢查的專業設備。此外，除了骨科外，還能到專治脊椎的腦神經外科或是專為疼痛設計的疼痛門診，尋求專業諮詢，這都是大醫院具備的優點。

由於患者人數眾多，等待時間長，看診時間只有短短幾分鐘的抱怨，更是不絕於耳。大多數的脊椎狹窄症，使用藥物治療或名為物理治療的保守療法，就能獲得改善。與其直衝大醫院，不如先到自家附近的骨科診所看診。若物理治療持續一段時間都未見成效的話，可以考慮開刀治療。不過，還是要先請教認識的骨科醫師，請醫師開轉診單會比較好。（清水伸一）

※編註：雖然台灣與日本的醫療體系制度有許多不同，但同樣建議倘若症狀輕微，可先前往基層診所或中小型醫院就診，避免消耗大型醫院的醫療量能。

Q39 就醫時會被問到哪些問題？

進行脊椎狹窄症的診療時，醫師主要會問的問題如左頁所示。①～③是出現疼痛或發麻的範圍，症狀是從何時開始的？以及如何變化的？④則是要確認是早上感到疼痛的頻率較高？又或者是越晚越痛？是有關1天中出現症狀的時間帶。

⑤是除了疼痛或發麻外，是否有出現頻尿、便祕、憂鬱等症狀。⑥則是不同的姿勢帶來的症狀變化。⑦是間歇性跛行的嚴重程度。問診的重點在於是要稍微休息一下還是身體要往前傾，才會覺得舒服一點？腳是覺得發麻還是疼痛？一次能走多久？

⑧跟⑨針對的是現在或過去的生活環境或運動習慣。⑩則是確認過去是否曾遇過交通意外、跌倒事故、運動傷害等問題。⑪是到目前為止所接受過的治療，⑫則

是針對按摩、體操等自己所採取的因應方式。

醫師會根據患者的回答，診斷出脊椎狹窄症的原因、輕重程度以及治療方式。

（清水伸一）

問診時，醫師會問的問題

1	疼痛或發麻出現在身體的哪個範圍？
2	疼痛或發麻是從什麼時候開始的？
3	疼痛或發麻的過程。是否惡化或變得更嚴重？
4	1 天中出現症狀的時間帶。
5	疼痛或發麻以外的症狀。
6	身體前傾時，症狀會減輕嗎？ 往後彎時會更痛嗎？
7	間歇性跛行有什麼症狀？
8	從事何種工作？
9	過去或現在有運動習慣嗎？
10	是否曾遭遇過什麼事故或受過傷？
11	有在其他醫院進行治療嗎？ 接受的治療內容為何？
12	有自行採取的因應方式嗎？

※ 上述問題只是舉例。每位醫師問的問題都會有所不同。

Q
40

就診（初診）時，應該跟醫師確認哪些事情？

首先要確認自己是否真的罹患脊椎狹窄症。因為，最近有許多被誤認為是脊椎狹窄症的「假性脊椎狹窄症」。另外脊椎狹窄症可分為神經根型、馬尾型、綜合型3種（請參考Q8），其症狀及因應方式都有所不同。因此，請務必確認自己是屬於哪一種。腰椎有5塊，到底是哪部分變窄？變窄的只有一處還是多處？都跟醫師確認一下會比較好。確認是否出現因肌力不足等造成的麻痺，都能做為復健時的參考。另外，也要確認今後的治療方針。先了解會以何種治療方式進行多久時間，才能安心接受治療。（吉原潔）

就診（初診）時，應該跟醫師確認哪些事

- 自己的腰痛真的是脊椎狹窄症嗎？
- 屬於神經根型、馬尾型、綜合型的哪一種？
- 腰椎的哪部分變窄？
- 是否因肌力不足等出現麻痺症狀？
- 今後的治療方針（何種治療方式進行多久時間？）

Q41 在醫院會進行什麼樣的檢查？

診療時，除了針對患者的問診外，還會進行骨科相關檢查。包含視診、觸診、運動功能測試等，主要檢測項目如下。

●**站立負荷檢查、步行負荷檢查**：檢測持續站立或步行時，是否會出現症狀。此一測試有助於研判足腰的疼痛、發麻或間歇性跛行（走一小段路就要停下來休息的症狀）等症狀，是由脊椎狹窄症或是雙腳血液循環下降（血栓閉塞性脈管炎）所導致的，並觀察患者的肌力狀態。

●**腰椎小面關節檢查（Kemp test）**：檢測處於站著或坐著的狀態下，腰微微往後彎時，足腰的疼痛是否會擴大的測試。身體稍微往右後方或左後方轉，就能檢測單邊情況。若疼痛範圍擴大的話，就有可能是椎管變窄所造成的神經根壓迫。

●**舉腿檢測**：測試仰躺將膝蓋伸直後，單腳上抬時症狀是否加劇的檢查。沒問題的話，就算上抬超過70度，也不會覺得痛。出現異常時，從大腿內側到臀部內側都會感到疼痛，甚至無法上抬超過30度。因為此項檢測導致症狀加劇的話，就很有可能是椎間盤突出。

●下肢伸展上抬檢查（SLR檢查）：調查下半身血液循環狀況的檢查。仰躺後慢慢將腳抬高（稱為直膝抬腿運動），將髖關節或膝蓋屈伸，若上抬至30～40度時，臀部或小腿等感到疼痛的話，就很有可能是椎間盤突出造成的坐骨神經痛。

●下肢上抬檢查：觀察下肢上抬時雙腳顏色的檢查。若變得蒼白，就能知道是否罹患了血栓閉塞性脈管炎或柏格氏病等腳部血管障礙，並藉此釐清間歇性跛行的原因。

●影像檢查：若想進行更正確的研判，除了前面提到的檢查外，也可以進行X光或磁振造影（MRI）的影像檢查，藉此確認腰椎變形、椎管是否變窄、神經壓迫狀態等。最後，醫師則綜合患者自述、視診或觸診的檢查結果與透過影像觀察到的狹窄或壓迫狀態加以診斷。（清水伸一）

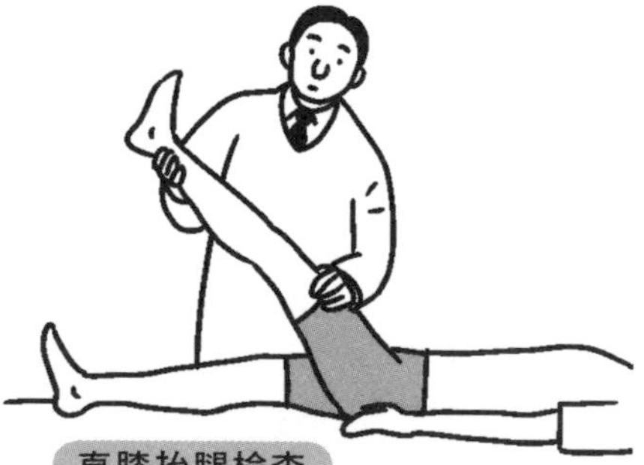

直膝抬腿檢查

出現異常時，無法上抬超過 30 度。

Q42 一定要接受MRI檢查嗎？

磁振造影（MRI）檢查能以肉眼確認椎管變窄的部位與程度，以及神經壓迫的狀態。因此，若疑似罹患脊椎狹窄症時，建議可以照一次看看。不過，就脊椎狹窄症來說，患者講述的症狀與程度五花八門，MRI與X光的影像檢查結果未必與症狀完全一致。因此，必須整合透過問診獲取的情報與多種檢查結果（請參考Q41），找出疼痛或發麻的原因。MRI檢查必須進入狹窄隧道空間約15～30分鐘，在充滿噪音的環境下進行。對某些人來說，會是很大的壓力。必須事先預約，費用也依拍攝張數有所不同。一般醫療機構的MRI檢查結果大多只能保留一段時間。因此檢查後，可以跟醫師索取影像檔自行保管。有了檔案，到別家醫院就醫時，醫師就能進行更詳細的問診，不需要重覆接受相同的檢查。（清水伸一）

※編註：在台灣醫療院所可利用「健保醫療資訊雲端查詢系統」調閱到患者6個月內所接受過的醫療影像（需要原執行院所有上傳成功）。

Q43 脊髓攝影術是什麼樣的檢查？

相較於只能平躺的磁振造影（MRI）檢查，脊髓攝影術（Myelography）的特色則是能以前傾、伸直、後彎、趴姿等各種姿勢進行拍攝。變換不同姿勢，就能確認椎管內的神經受到壓迫時會產生何種變化。是可以彌補磁振造影（MRI）檢查所不足的優秀術前精密檢查。

檢查方式是從腰椎（腰部的脊椎），將細針插進包圍神經的硬脊膜內打入顯影劑，以X光拍下顯影劑的擴散情況。檢查所需時間約10～20分鐘，但檢查後必須靜養，因此得住院1～2天。患者的腰椎變形越嚴重，細針就越難插進硬脊膜內，檢查時間也會因此拉長。另外，結束脊椎攝影術後，會進行電腦斷層掃描（CT）檢查，進一步確認神經根附近的狀況。每個人的情況不同，因此必須確認是否出現頭痛、發疹、噁心等顯影劑所造成的副作用，所以一定要住院幾天。（吉原潔）

Q44 診療費用或檢查費用要花多少？

關於診療費用或檢查費用，雖然會依醫療機構或諸多條件有所調整，無法清楚說明其價格。不過，大致金額如下。①初診費：2880日元、②X光檢查：2000～3000日元（依拍攝張數不同）、處方籤費：680日元、③藥劑費：2500～7000日元（依藥物種類、份量而不同）、④復健：1次20分鐘850～1800日元（依醫療機構而定）上述合計總額若能以健康保險支付，會按其負擔比例，決定最後的支付金額。一般來說，初診的花費總額約為1萬日元上下。另外，視情況需進行磁振造影（MRI）檢查時，需支付約1萬元日幣左右（自費3成）。這些費用也會依患者狀況與醫師判斷有所不同，若在意診療費用的話，看診前請先洽詢醫療機構。（清水伸一）

※編註：此為日本費用，在台灣，則視健保給付或自費而定。

Q45 脊椎狹窄症的診斷標準為何？

根據日本骨科與日本脊椎脊髓病學會二〇一一年發表的《脊椎狹窄症診療指南》，若符合下述4個項目，即為脊椎狹窄症。

①出現從臀部到下肢的疼痛或發麻。②從臀部到下肢的疼痛或發麻，會在長時間站立或步行時產生，或因此更加惡化。身體前傾或坐下時，則會獲得緩解。③步行時會更加惡化的症狀，不只有腰痛。④透過磁振造影（MRI）檢查等影像，確認椎管或椎間盤隨年齡增長變窄，與出現的症狀或診療結果一致。

症狀中較細微的部分，也會出現與診斷標準不符的例外。此時就要仰賴骨科醫師的專業知識與經驗來加以判斷。另外，診斷標準並不包括脊椎狹窄症的特色症狀「間歇性跛行」。的確有不少患者說自己出現間歇性跛行，但每個人的症狀都天差地別。（菊地臣一）

Q46 到底是脊椎狹窄症還是脊椎退化？為什麼每個醫師診斷出來的病名會不一樣？

無論是脊椎退化或脊椎狹窄症，共通點都是腰椎（腰部的椎骨）變形所造成的。原本，腰部或下肢出現疼痛，被認定為腰椎變形時，被診斷為脊椎退化是最常見的。

不過，隨著近年來磁振造影（MRI）檢查的普及，醫師用肉眼就能看出椎管變窄，因而讓脊椎狹窄症這個全新的診斷名稱受到廣泛使用。

現在，脊椎狹窄症一般來說必須具備①椎管變窄②身體往後彎時，症狀惡化。③身體前傾時，症狀獲得緩解。④間歇性跛行（走一小段路就要停下來休息的症狀）等特殊症狀。即便椎骨變形。但要是沒有①～④的症狀，都會被診斷為脊椎退化。

（清水伸一）

Q47 動態負重MRI跟一般的MRI有何不同？

雖然脊椎狹窄症是由椎管變窄壓迫到神經所引起的，但其實站立時疼痛或發麻加劇，仰躺時症狀會獲得緩解的案例不在少數。這是因為站著的時候，脊椎必須承受地心引力，這會讓椎管內部變窄。仰躺能減輕這類負擔，會讓椎管變寬。

一般以平躺姿勢進行的磁振造影（MRI）檢查，無法看出站立時會出現的椎管變化。因此，目前最受到矚目的就是能夠以站姿進行的MRI檢查「動態負重MRI」。動態負重MRI有別於一般MRI常見的圓筒狀空間，而是讓患者躺在移動範圍從0～89度的電動床上，拍攝從頸椎（脊椎頸部）到骨盆的脊椎或手腳。仰躺、站姿（或是坐姿）都能進行拍攝。使用動態負重MRI就能看出站姿與平躺時，脊椎狹窄症的變化情況。另外，動態負重MRI也能用在頸部脊椎狹窄症的發現與診療上。（內田毅）

Q48 被診斷為「廣泛性脊椎狹窄症」，這是什麼樣的疾病？

廣泛性脊椎狹窄症是除了腰椎（腰部的椎骨）外，頸部、胸部等複數部位的椎管變窄，神經受到壓迫的疾病。頸椎、胸椎、腰椎等至少超過2處出現脊椎狹窄症，就被診斷為指定罕病的廣泛性脊椎狹窄症。只有胸椎或腰椎超過2處出現狹窄，則不會被認定為廣泛性脊椎狹窄症。好發於60歲以上，每年患者數大約落在二千至三千人左右。出現於脊椎頸部與腰部的病例約占7成。之所以會像這樣出現多處狹窄，是因為椎管原本就窄，再加上老化所引起的椎間盤（扮演緩衝墊角色的軟骨）退化，就會出現症狀。常見的症狀有手腳疼痛或發麻、間歇性跛行（走一小段路就要停下來休息的症狀）等。症狀較輕微的話，可進行藥物等保守治療。不見效果的話，不妨考慮開刀治療。因為是指定罕病，若在指定醫療機構接受治療，可以跟地方政府窗口提出申請，醫療費用都會有相關補助。（出澤明）

Q49 被診斷為「後縱韌帶鈣化」，這是什麼樣的疾病？

後縱韌帶鈣化（又稱ＯＰＬＬ）是連接椎體或椎間盤（扮演緩衝墊角色的軟骨）後方的後縱韌帶出現鈣化造成肥大，讓椎管變窄，因而引發相關症狀的疾病。即便以影像檢查判斷出罹患後縱韌帶鈣化，也不一定會出現症狀。日本成年人中約有３％罹患此一疾病。最容易發病部位是頸部，再來是胸部，腰部則較為罕見。頸部發病時，會出現脖子、肩膀的疼痛或指尖的疼痛、發麻、體幹感覺麻痛、手腳活動障礙等症狀。胸部的話，則是雙腳無力或發麻。腰部則是步行時雙腳感到痛、麻。若症狀較輕微，以護具固定患部或藥物療法便能加以治療。嚴重的話，可考慮動手術。定期就醫確認後縱韌帶鈣化是否惡化或症狀是否出現變化，是很重要的。因為是指定罕病，若在指定醫療機構接受治療，可以跟地方政府窗口提出申請，醫療費用會有相關補助。（出澤明）

第 4 章

關於藥物療法的 11 個疑問

Q50 什麼是保守治療？

說到脊椎狹窄症的治療方式，應該很多人腦中第一個浮現的是手術。不過，就跟其它腰痛一樣，基本上還是以保守治療（手術以外的治療方式）為主。

保守治療包含藥物療法、神經阻斷療法、護具輔助、運動療法等，種類五花八門。一般來說，都不會只進行單一療法，而是結合數種方法進行治療。另外，也會進行能減緩疼痛或發麻的日常生活衛教。

脊椎狹窄症採保守治療的重點，就是使用能減緩足腰疼痛或發麻的鎮痛藥物。若疼痛增強，導致生活品質（ＱＱＬ）惡化，也會對其它療法帶來不良影響。若疼痛或發麻情況加劇，緩解症狀的運動或日常生活的改善也只會徒勞無功。

為了預防病狀惡化，關鍵就在於不要讓疼痛或發麻的時間拖太久。

尤其是脊椎狹窄症，若放著疼痛不管，造成血管收縮，肌肉緊繃，周邊的血液循環就會下降。其結果會導致致痛物質滯留在患部，使疼痛或發麻症狀更嚴重。另外，不只發炎、血液循環下降，神經本身出現障礙，也會引發劇烈疼痛或發麻，而以消炎、鎮痛或改善血液循環為目標的藥物，就可能會無法發揮成效。不過，近來，對過去那些鎮痛藥物無法處理的疑難雜症，也能有所效果的新藥陸續登場。跟醫師仔細確認並理解每款藥物的特徵後，再來使用會比較好。（久木野順一）

主要的保守療法

藥物療法

- 鎮痛藥物
- 肌肉鬆弛劑
- 血管擴張劑等

藉由藥物抑制疼痛，緩解肌肉緊繃，促進血液循環。

神經阻斷療法

將局部麻醉藥或消炎藥注射在神經周圍減緩疼痛。

運動療法

透過運動恢復因疼痛或痛苦日益衰弱的肌力或柔軟度。

護具輔具

裝上醫療用護具，減緩腰椎負擔。

牽引、通電、溫熱療法

尚未獲得長期有效的醫學證據。

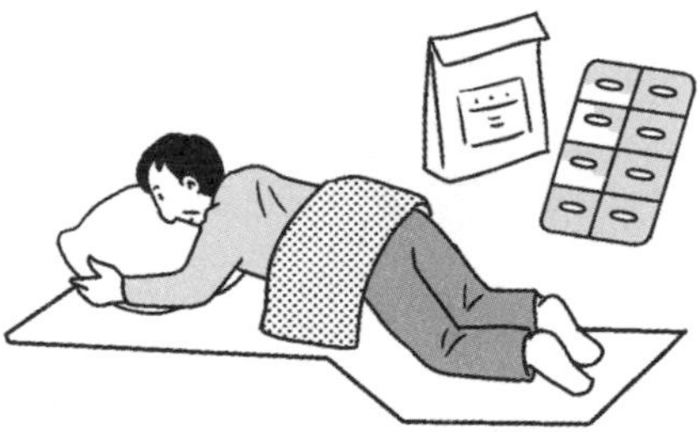

Q51 脊椎狹窄症會使用到哪些藥物？

脊椎狹窄症的藥物療法，主要使用的是消炎鎮痛藥的NSAIDs（非類固醇消炎止痛藥）。雖說可以減緩患部發炎，但卻不一定能改善脊椎狹窄症引起的疼痛或發麻。因此，除了消炎鎮痛藥外，也會同時服用其他藥物，試著改善症狀。

一般來說，會與消炎鎮痛藥同時開出的是**血管擴張劑**。血管擴張劑含有能透過效用與名為前列腺素的荷爾蒙相似的物質，放鬆血管壁平滑肌，藉此擴張血管。因此，也能解決缺血（血液不足）問題，減緩疼痛或發麻症狀。有超過8成的脊椎狹窄症治療都會用到血管擴張劑，其成效更是驚人。根據患者情況，也會用到**肌肉鬆弛劑**、**維生素B_{12}製劑**、**抗憂鬱藥物**。最近也開始使用極具鎮痛效果的**神經障礙性疼痛治療藥物**「普瑞巴林」，讓單靠藥物療法就能控制症狀的人逐漸增加。（久野木順一）

Q52 持續服用鎮痛藥物的話，都不用擔心會出現副作用嗎？

不只鎮痛藥，所有藥物都有可能出現副作用。不過，就脊椎狹窄症來看，要讓醫師開的鎮痛藥發揮效用，還是先服用一段時間會比較好。在不勉強的情況下進行運動療法或是減輕疼痛都很重要。日常生活中若因疼痛或發麻而無法隨心所欲地活動，身體只會日益衰弱。

也有為了減緩疼痛或痠麻，醫師逼不得已地開了幾款內服藥物的情況。不過，醫師開處方時，並沒有打算要讓病人一輩子都服用這些藥物。**不會感到任何疼痛，能以最輕鬆的狀態過生活**，才是治療的第一目標。若還是有所質疑的話，可以請教醫師開這些處方藥物的意圖。聽清楚醫師的說明後再行服用。出現疑似副作用的症狀時，請立刻停藥，尋求醫師協助。（吉原潔）

Q53 血管擴張劑的效果如何？

脊椎狹窄症是包圍腰部神經的椎管變窄，無法運送足夠血液到神經，引發腰痛或雙腳痠麻等症狀。醫師會開給出現這些症狀的患者，血管擴張劑的前列腺素E1類似物的口服製劑（limaprost alfadex，以下簡稱limaprost、日本稱為Opalmon）」，增加因椎管變窄受到壓迫的神經周圍血液循環，盼能藉此改善症狀。

與其說是「讓血液變清澈的藥物」，更像是「擴張微血管，改善血液循環的藥物」。出現副作用的機率很低，最多只會出現腹瀉、噁心、發熱、腹部不適。這款藥物的優點就是幾乎不會出現常見的副作用。

不過，由於藥效不是很強，可能吃了好幾天，都感覺不到藥效。吃了幾個禮拜後，若「感覺比之前好一點」的話，就表示藥物發揮效用，請持續服用。（吉原潔）

Q54 為什麼醫師會開立肌肉鬆弛劑？

脊椎狹窄症患者因疼痛或發麻造成肌肉反射性收縮或僵硬的情況，也不在少數。肌肉長期處於緊繃狀態，疼痛或痠麻感也會隨之增強。

肌肉緊繃是來自大腦的指令經過中樞神經（大腦或脊髓神經），傳達至肌肉所引起的。肌肉鬆弛劑可以抑制來自大腦的指令，緩解因疼痛反射造成的肌肉緊繃。

一般來說，很少只開肌肉鬆弛劑，大部分都是搭配鎮痛藥物，盼能藉此達到加乘效果。想單靠肌肉鬆弛劑來減緩劇烈疼痛，很難看到具體成效。

另外，肌肉鬆弛劑除了用在緩解脊椎狹窄症的疼痛或痠麻感外，也能治療肌肉僵硬所引起的頸肩臂症候群（肩膀僵硬）、肩關節周圍炎（肩周炎）、椎間盤突出等腰痛症狀。並沒有因習慣性或長時間服用肌肉鬆弛劑，導致藥效下降的報告。與其它藥物相比，副作用也較少。（吉原潔）

Q55 神經性疼痛治療藥物是什麼樣的藥物？

因疾病導致神經受到壓迫，或是受傷傷到神經，神經都會因為異常興奮而引發疼痛。即便引發疼痛的外傷或疾病獲得治癒，但神經還是處於興奮狀態，讓疼痛依舊。就醫學的角度來看，這樣的狀態就稱為「神經性疼痛」。脊椎狹窄症造成從腰部、臀部延伸至雙腳的刺麻疼痛感，也被歸類於神經性疼痛。能有效抑制這些疼痛的，就是「神經性疼痛治療藥物」的普瑞巴林（商品名 Lyrica「利瑞卡」）與 Mirogabalin Besylate（苯磺酸鹽）（商品名 Tarlige「德力」）。神經內部有負責傳導疼痛等感覺的物質通過，將疼痛傳遞到神經細胞時，就會牽扯到鈣離子。神經性疼痛治療藥物具有降低鈣離子流入細胞的功用，能抑制疼痛根源的興奮性神經傳導物質的釋放，達到鎮痛效果。利用有別以往的鎮痛藥物來抑制疼痛或痠麻，因此可以期盼這款藥物，能改善服用傳統鎮痛藥物都未見成效的患者之症狀。（吉原潔）

Q56 維生素B_{12}製劑會給脊椎狹窄症帶來何種效果？

維生素B_{12}是海鮮、肝臟裡富含的天然營養成分，能讓製造血液的神經維持正常運作。不足的話，會引發貧血、讓末梢神經的運作失常，手腳感到痠麻等。

維生素B_{12}之一的甲鈷胺所製成的藥劑就是維生素B_{12}製劑。

脊椎狹窄症持續惡化，馬尾（從脊髓延伸出來，長得很像馬尾巴的末梢神經）或神經根（從脊髓朝左右分支出去的末梢神經根）會受到變窄的椎管壓迫出現障礙。維生素B_{12}製劑可以協助受傷神經的修復。

維生素B_{12}製劑除了廣泛運用在伴隨手腳發麻或疼痛的末梢神經障礙治療外，因糖尿病性神經障礙引發的神經痛、味覺障礙、嗅覺障礙、耳鳴、重聽、暈眩、眼睛疾患、健忘等症狀，被懷疑是神經障礙時，醫師也會以此為處方。（吉原潔）

Q57 為什麼脊椎狹窄症會用到抗憂鬱藥？

度洛西汀（商品名為千憂解）是以治療憂鬱症、憂鬱狀態聞名的藥物。不過，也經常做為慢性腰痛症或退化性關節症的止痛藥物。

日本疼痛門診學會或國際疼痛學會的指南，將其列為治療慢性疼痛的第一選擇，也經常做為脊椎狹窄症的鎮痛補助藥物。之所以能有效抑制各式疾病的疼痛，是因為無論是憂鬱或疼痛，都與大腦裡的「背外側前額葉（DLPFC）」息息相關。DLPFC掌控了判斷能力、意慾的感情，若無法發揮作用的話，就會讓人失去鬥志，陷入憂鬱狀態。另外，它也掌控了與不安、恐懼、憂傷等感情有關的扁桃體，因此DLPFC功能減低，負面情緒就會擴大，讓人對疼痛的感受變得更加強烈。度洛西汀能促進DLPFC的活動，因此能有效因應憂鬱狀態與脊椎狹窄症所帶來的疼痛。（吉原潔）

Q58 吃久了感覺藥效變弱，是否應該要增加藥量？

脊椎狹窄症的藥物治療，常會看到服用了一段期間後藥物逐漸失效的案例。如果痛到對日常生活造成影響的話，可以跟醫師商量，請他增加藥量。但若擅自增加服用量，可能會出現副作用。請務必尋求專業協助。

另外，若過去都服用非類固醇消炎止痛藥，可改為神經性疼痛治療藥物，或是兩者並用等，重新檢視處方箋也是方法之一。視個人體質，也可以嘗試中藥。

話雖如此，但最重要的還是並非一味依賴藥物，而是從日常生活中找出能減緩這些症狀的方法。比方說，為了不引發疼痛，重新調整自己的姿勢或動作，進行所謂的運動療法。類似這樣的自我照顧，應該能獲得比藥物更加安全、確實的鎮痛效果。（清水伸一）

Q59 聽說中藥不錯，效果到底有多好？

若患者想以中藥治療的話，一般的骨科也會開有保險給付的中藥。能有效緩解脊椎狹窄症引發的足腰疼痛或麻痛感、坐骨神經痛等的中藥種類繁多。骨科常用的中藥包括八味地黃丸、當歸四逆加吳茱萸生薑湯、疏經活血湯、芍藥甘草湯、牛車腎氣丸等（請參考左頁圖表）。

中藥是用來改善體質的藥物，需要一段時間才能看到成效。最短2週，但正常的話，請持續服用1～2個月。也有患者說中藥的效果比較好。開完刀後出現劇烈疼痛或想抑制發炎的話，可以選擇能立即發揮效用的西藥。換句話說，中藥可以說是進行保守治療（手術以外治療法）時最合適的藥物。（吉原潔）

※編註：患者在台灣若想以中藥治療，須由中醫師開立處方。

用來治療狹窄症的主要中藥

藥物名稱	體力	適用對象
八味地黃丸	普通～弱	出現疲勞感或倦怠感，尿量減少或頻尿。偶爾會口渴，手腳會交互出現冰冷感與灼熱感或腰部、下肢會感到無力者。
當歸四逆加吳茱萸生薑湯	弱	覺得手腳冰冷的人。特別是下肢（腳）冰冷時，下肢或下腹部就容易感到疼痛者。
疏經活血湯	強～普通	出現疼痛或發麻症狀的人。特別是手腳一冰冷，症狀就會惡化者。
芍藥甘草湯	全都適用	疼痛會伴隨肌肉痙攣的人。
牛車腎氣丸	普通～弱	容易感到疲倦、手腳冰冷，尿量減少、頻尿。經常口渴的人。腰部或下肢感到無力或強烈痠麻者。

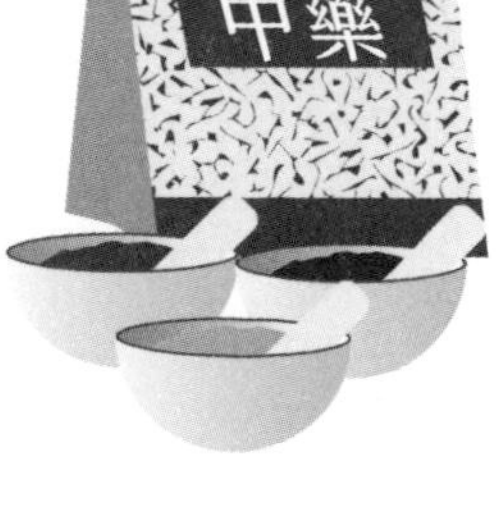

Q60

痠痛貼布有用嗎？市售痠痛貼布該如何挑選？

溫感與冷感是從前的分類，現在已經不適用了。現在醫師會開給病人的痠痛貼布，幾乎都是止痛貼布。因為很多都含有薄荷醇，常會被誤以為是冷感貼布。不過，其實這樣的冷感只會刺激到皮膚，皮膚的溫度不會有任何變化。溫感貼布也是一樣，因內含的溫感物質（以前是辣椒素）刺激到皮膚，所以會覺得熱熱的，皮膚的溫度並沒有上升。貼布有分成白色跟膚色兩種。白色貼布被稱為凝膠狀貼布，歷史相當悠久，因含水量高，貼在身上時會覺得涼涼的。膚色貼布則是比較新的產品，是目前的主流，因黏著力高不易脫落而深獲好評。兩者都含有鎮痛藥（NSAIDs）成分，藥效沒有太大分別。長時間貼著會讓皮膚起小疹子。因此，不要貼太久，要讓皮膚適度休息。（吉原潔）

第 5 章

關於運動療法的
7 個疑問

Q61 運動療法真的可以改善症狀嗎？

運動療法不會像藥物一樣出現副作用，使用的力量或範圍都可以自行調整。因此，只要操作得宜，就是安全性極高的治療方式。針對脊椎狹窄症，會產生下列效果。

- **讓膨脹隆起的椎間盤歸位，打開椎管或椎間孔（從脊隨分枝出來的神經根開口）。**
- **拉長肥厚韌帶，打開脊椎。**
- **讓因腰椎滑脫症而錯位的腰椎避免惡化。**
- **矯正因退化性側彎而扭曲變形的腰椎。**
- **讓歪曲的椎間關節歸位，打開椎間孔。**

因各界專家對運動療法的關注瞬間水漲船高，日本骨科學會與日本腰痛學會所整理的《腰痛診療指南二〇一九》也將運動療法視為最適合慢性腰痛的治療方式，而大力推廣。希望大家能相信其療效，積極導入療程中。（銅治英雄）

Q62 有不適合進行運動療法的人嗎？

只要做的是適合自己的運動，運動療法都是安全的。但若符合下列條件，就請務必留意。

●**神經麻痺**：椎管變窄，大力壓迫到神經時，會讓雙腳無法施力。若演變成腳部麻痺的足下垂（從腳踝到腳尖無法上抬，一直處於下垂狀態），就不是進行運動療法的時候，而是應該立即開刀治療。

●**排尿**、**排便障礙**：馬尾（位於脊髓末端的末梢神經叢）受到壓迫，出現讓排尿變得困難、容易便祕等，排尿、排便障礙時，也應該立即開刀治療。

●**骨折**、**癌細胞轉移**、**感染症等**：因椎體壓迫骨折、癌細胞轉移、感染症等，讓脊椎受到物理性障礙時，靠運動療法是無法獲得改善的。（銅治英雄）

Q63 高齡者進行運動療法也會有效果嗎？

正是因為年紀大，才更應該進行無須仰賴藥物的運動療法。有很多**因為找到適合自己的運動療法成功改善疼痛或發麻**，**因而免去開刀的高齡患者**。就算彎腰弓背的人，只要持續進行能改善本身疼痛的運動療法，就能大幅減緩其症狀。

脊椎的歪曲狀況因人而異。有人是駝背身體往前傾，也有人是橫向側彎。不過，並不會有一種最適合腰椎前彎或是側彎的體操。只能以疼痛程度為指標，找到最能緩解本身疼痛的體操並且持之以恆，才是最重要的。

若是脊椎大幅彎曲的患者，很多人即便進行運動療法，症狀也不會立刻獲得改善。不過，只要能感受到體操所帶來的好處，就有好轉的可能。因此，請務必找到最適合自己的運動療法。隨著年紀的增長，身體容易失去平衡，骨骼、肌肉也會逐漸弱化。所以在進行運動療法時一定要小心，**千萬別跌倒或骨折**。（銅治英雄）

Q64 就算醫師建議直接開刀，但還是可以試試運動療法？

首先應該以透過運動療法等保守治療（手術以外的治療方式）來改善症狀為目標。事實上，也有許多原本醫師建議直接開刀的人，透過運動療法，讓症狀獲得改善後，因而免受開刀之苦的案例。

造成椎管變窄的原因包括椎體（椎骨前端）或椎間盤、椎間關節退化、韌帶肥厚等（請參考Q1）。為了打開因椎骨退化而變窄的椎管，就得開刀削掉骨頭。不過，若是因為以軟骨組織組成的椎間盤，或是柔軟的纖維組織組成的韌帶等柔軟組織變形的話，就可以透過腰椎的適度運動，改善脊椎狹窄症的問題。倘若出現雙腳不能動的神經麻痺、排尿、排便障礙等症狀時，就得立刻開刀治療（請參考Q62）（銅冶英雄）

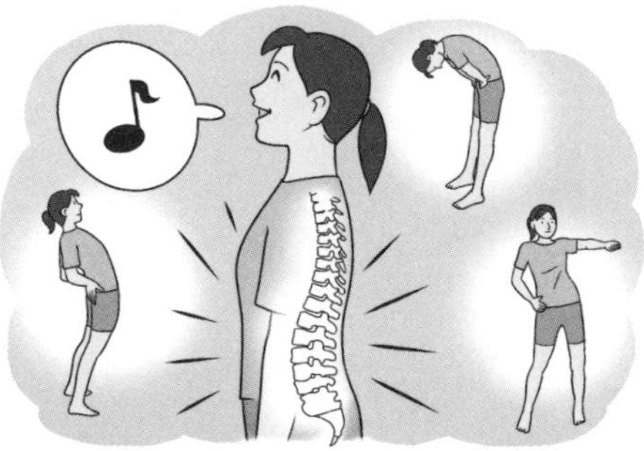

若是已試過保守療法，也可以試試看手術。

Q65 開完刀後也能進行運動療法嗎？

手術後，直到脊椎狀況穩定、傷口復原前，最好是先靜養一陣子。開完刀後能否進行運動療法，都要根據主治醫師的判斷。因此，請先跟主治醫師確認後，再開始運動療法。開完刀後，足腰的疼痛會較早獲得改善，腳部發麻則會持續一段時間。因椎管變窄，長時間受到壓迫的神經，即便透過手術排除這些障礙，也不可能立刻恢復原狀，還是得花上一段時間。類似這樣的症狀，也能期待運動療法帶來的效果。藉由活動筋骨來刺激受傷已久的神經，就能提升其運作，加快恢復速度。建議大家以疼痛為指標，選擇能改善疼痛的運動。另外，脊椎以金屬加以固定的患者，因腰椎活動會變得僵硬，就算進行運動療法也很難立即見效，症狀無法獲得改善的案例也不在少數。或許沒辦法立刻看到效果，但不輕言放棄，堅持進行運動療法才是關鍵。（銅治英雄）

Q66 動完手術後，疼痛症狀獲得緩解，可以繼續做健康操嗎？

常被誤以為動作很簡單的健康操，對高齡者來說，其實也被歸類為會對身體造成極大負擔的運動。話雖如此，健康操第1套、第2套是於一九五一年開始播放。當時日本人的平均壽命，男性是60.8歲，女性是64.9歲。健康操本身，就不是要給60歲以上的人天天做的運動。因此，硬是要把身體前傾或後彎，就有可能會傷到腰。

事實上，我們醫院也來過幾個因為做健康操傷到腰的人。尤其是在做前後彎腰的動作時，千萬別勉強，小心別傷到腰。（銅治英雄）

會造成腰部負擔的體操

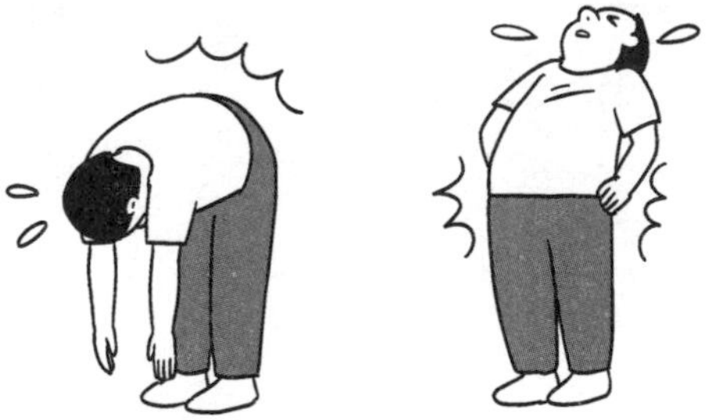

硬是要把身體前彎或後彎，就有可能會傷到腰。
千萬別勉強，慢慢動作即可。

Q67 症狀獲得改善後，可以停止運動療法嗎？

足腰的疼痛或痠麻感獲得緩解，不會妨礙到外出、家事等日常生活作息的話，可以分階段減少運動療法的頻率，如體操可以隔一天做，也是完全沒有問題的。

不過，脊椎狹窄症是由椎間盤退化、椎體（椎骨前端）變形、椎間關節退化、韌帶（連接骨頭與骨頭的堅韌纖維組織）肥厚等，腰椎複合性退化所導致的。由於主要還是因為年紀增長帶來的變化，即便透過運動療法減緩疼痛或發麻，拉長每次步行的距離，但實際上腰椎持續退化的情況，並不會因此獲得改善。

就算症狀一時痊癒，但若因此中斷了運動療法，大部分患者的症狀都會再次復發。因此，即便疼痛或痠麻程度減輕，也請持續進行運動療法。減少運動頻率或次數等，請在不會造成日常生活負擔的情況下進行調整。（銅治英雄）

第 6 章

關於其它保守治療的 15 個疑問

Q 68

我有在做牽引治療，要繼續嗎？

牽引治療是使用專用牽引器拉長脊椎（脊椎）或是四肢（手腳）的物理療法。脊椎韌帶（連接骨頭與骨頭的纖維組織）或肌肉拉長後，就能緩解神經受到壓迫的情況。可透過其按摩效果改善血液循環。應該也有人透過這樣的治療方式，讓症狀獲得了暫時性的改善。

彙整了腰痛治療方式的《腰痛診療指南二〇一九改訂第2版》，也證實了專為坐骨神經痛引發之腰痛所設計的牽引治療，其所具有的部分療效，但也有報告指出此療法並沒有顯著效果。目前欠缺足夠的科學證據。指南制定委員會，將其定位「推薦程度較低」的療法。因為若接受了牽引治療，讓症狀有所改善的話，可以考慮繼續，試了1～2個月沒有任何成效的話，建議可以放棄並轉換成其它治療方式。（銅治英雄）

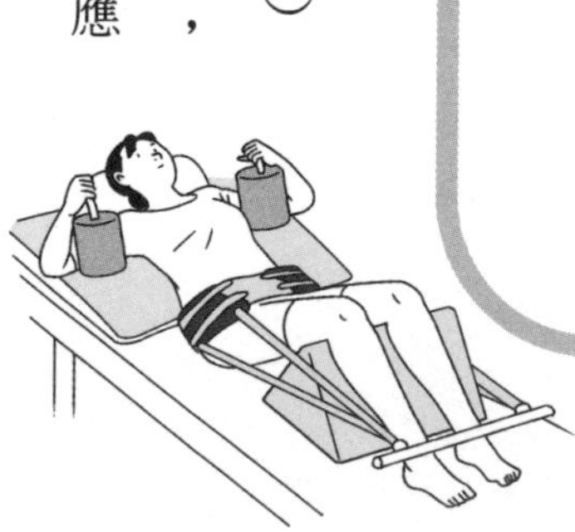

Q69 溫熱療法有效嗎？

溫熱療法是以溫感貼布、熱敷袋或是入浴，來溫熱疼痛處的治療方式。脊椎狹窄症引發的雙腳、腰部疼痛或發麻，只要受寒就會更加惡化。脊椎變窄會造成神經周圍血管收縮，讓血液循環變差。若再加上受寒的話，肌肉或韌帶就會明顯變硬，讓症狀變得更糟。因此，熱敷疼痛處促進血液循環的溫熱療法，必能有效減緩脊椎狹窄症引發的足腰疼痛或發麻。在家的話，泡澡是非常有用的。泡澡能促進全身上下的血液循環，放鬆緊繃的肌肉。希望大家都能養成以泡澡取代淋浴的習慣，將身體泡進放滿熱水的浴缸，充分溫熱腰部。雖然泡澡時，建議最好是可以泡到肩膀的全身浴，但也千萬別泡到腦充血。心臟不好的人，請先跟醫師請教正確的泡澡方式。（清水伸一）

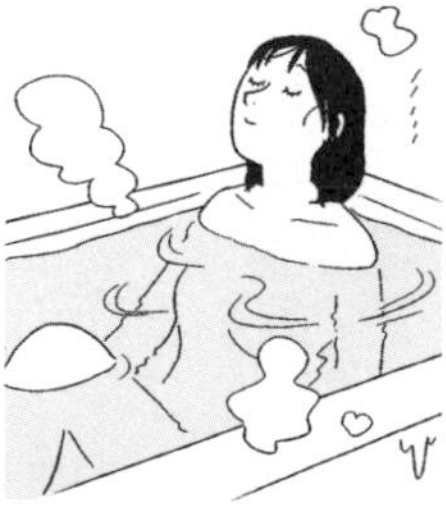

以泡澡的方式充分溫熱腰部會比較好。

Q70 超音波療法有效嗎？

超音波療法是以人類耳朵聽不到的高頻超音波（20千赫以上）碰觸患部，利用由此而生的熱度與能量來緩和疼痛或發麻的治療方式。超音波能直達肌肉、韌帶、肌腱、骨頭這些深部組織，轉化為熱能產生溫熱作用。就能藉此促進腰椎周邊的血液循環，放鬆緊繃的肌肉，緩解疼痛或發麻。具體來說，就是將會釋放出超音波的機器置於患者患部，機器所產生的超音波震動會透過皮膚表層傳導到患部。只不過，針對慢性腰痛的溫熱療法效果，日本骨科學會與日本腰痛學會監修的《腰痛診療指南二〇一二》裡提到，此療法目前仍缺乏明確的科學證據。跟前面提到的牽引療法（請參考Q68）一樣，接受了1～2個月的超音波療法後，若有成效則可繼續。覺得沒有任何效果的話，建議可以放棄，轉換成其它治療方式。（銅治英雄）

Q71 什麼是脊髓刺激療法？

脊髓刺激療法是以電力刺激將疼痛傳達給大腦的脊髓，藉此改變疼痛訊號的治療方式，而將電極與內建電池埋入體內。相較於要將狹窄部位打開的外科手術，刺激療法對人體所造成的負擔小很多。是80歲以上的患者或需要洗腎的腎衰竭患者，都能進行的治療方式。過去發表的論文中提到，有87％的脊椎狹窄症或壓迫骨折引發的難治性慢性疼痛患者，以及68％的末梢神經損傷患者的疼痛都因此獲得緩解。美國每年有超過4萬人接受脊髓刺激療法，已經算是正規療法。目前刺激法的相關研究仍持續進行，將會成為一套相當有效的治療方式。在日本，這套療法於一九八二年獲得臨床使用認可，一九九二年開始納入保險給付。一部分的疼痛門診或麻醉科都會進行此套療法。（河西稔）

脊髓刺激療法是什麼

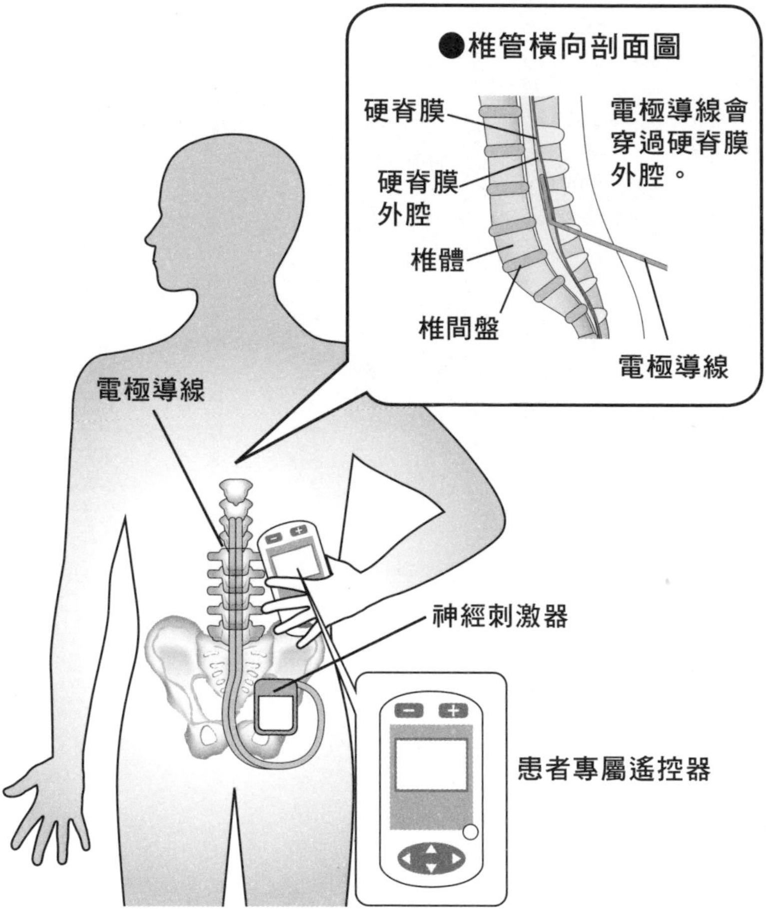

●椎管橫向剖面圖
硬脊膜
硬脊膜外腔
椎體
椎間盤
電極導線會穿過硬脊膜外腔。
電極導線
電極導線
神經刺激器
患者專屬遙控器

將電波通過的電極導線植入椎管的硬脊膜外腔，再將電線回路與內裝電池的小型神經刺激器埋入體內。
神經刺激器則是透過裝設在皮膚上，近似智慧型手機大小的遙控器來控制。

Q72 護具要戴到什麼時候？

護具的功用包括①**補強不足的肌力**、②**矯正姿勢**、③**限制腰部的可移動範圍**、④**減輕疼痛**、⑤**支撐腰部**。疼痛較為劇烈的話，可以選擇上下幅度較寬，支架較為牢固的類型。症狀獲得改善後，就換成沒有支架，幅度較窄的類型。

裝設時的訣竅是要留意有沒有壓到肚子，並且要確認是否與腰部完全貼合，才把綁帶綁好。疼痛獲得緩解後，就可以調整綁帶的鬆緊度。另外，就寢時可以卸下護具，吃飯時，可以把綁帶放鬆一點。

疼痛減輕後，就無須仰賴護具，在允許範圍內，做一些鍛鍊腰部周邊肌肉的運動。一味仰賴護具，只會削弱腰部周邊的肌力，讓症狀進一步惡化。因此，僅在感到劇烈疼痛的時間帶或是做會對腰部造成負擔的動作時使用比較好。（清水伸一）

Q73 整骨、手技療法有效嗎？

脊椎狹窄症的患者中，有不少人都是一邊到骨科看診，一邊去整骨或是進行手技療法。曾經有病人問我，效果不錯的話，「是不是就可以不用來骨科回診了？」

手技療法是以手技動作將扭曲變形的骨骼、關節調正的治療。所謂的整脊師，都必須要符合WHO（世界衛生組織）的基準。手技療法則是以手技動作調整錯位的關節或肌肉，不需要特別取得什麼資格。不管是要去整骨還是整脊，都要先事先調查清楚，選擇技術跟評價較好的地方。與此同時，也必須定期到骨科回診。這是因為椎脊椎狹窄症的狹窄狀態會隨著時間變化，症狀也會有所改變。過去曾接受過的整骨、手技療法，可能會通通化為烏有。發生這種情況時，整復院是無法處理的。因此，最重要的就是一年最少要到骨科看診1～2次。（竹谷內康修）

Q74 針灸有效嗎？

針灸治療是以針或灸來刺激經絡（氣的通道），調整身體平衡的治療方式。針法治療是以專用針具扎入穴道或患部進行治療，灸法治療則是將艾草捲點燃後，用熱來刺激患部或穴道。2種療法都會根據病人的症狀，來決定針具粗細、艾草量與加熱方式。根據針灸師的技術、經驗，其效果更是天差地別。

像這樣的東方醫學傳統治療，在中國已經被認定為正式的醫療行為。要在日本進行針法治療，也必須取得「針灸師」的國家資格。WHO（世界衛生組織）也認可針灸具有減輕疼痛或發麻、促進血液循環、去除致痛物質、調整自律神經（與本身的意志無關，支配血管或內臟運作的神經）的效果。脊椎狹窄症的狹窄狀態會隨著時間變化。因此，請一年最少要到骨科1～2次確認其狀態，再到口碑好的針灸診所，根據那時候的症狀接受治療。（清水伸一）

Q75 電視上也有介紹過的「IMS」治療法是什麼？

即便透過影像檢查確認椎管變窄，但造成足腰疼痛或痠麻的原因，很多都是肌筋膜痛（筋、筋膜痛）。肌肉突起狀的致痛物質（稱為激痛點）引發疼痛。

類似這樣的肌筋膜痛，我經常使用的就是名為「肌肉針刺法（IMS治療）」的治療方式。這是加拿大醫師所研發的激痛點治療之一，將東方醫學針法治療的細針，扎入激痛點再拔起來。日本的話，我是第一個引進的人。

IMS治療的特徵是一結束治療就能減輕疼痛。過了一段時間後，慢性疼痛也會跟著消失。一開始是以疼痛門診為中心，再慢慢拓展到其它醫療機構。因此，若你持續到骨科看診，疼痛或發麻卻遲遲未見好轉的話，不妨就轉到疼痛門診。透過不同的觀點來找出疼痛的原因，症狀獲得改善的可能性也會大幅提升。（北原雅樹）

Q76 為什麼按摩之後反而更痛？

深受脊椎狹窄症等慢性腰痛所苦的人，腰部四周的肌肉會變得硬梆梆，造成血液循環惡化，演變成老廢物質、致痛物質難以排出體外的狀態。適當的按摩能讓肌肉變得柔軟，藉此改善血液循環，讓老廢物質或致痛物質能順利排出，減緩疼痛或痠麻。不過，按完之後，腰痛反而更嚴重的案例也不少。比方說，以超大力道按壓受傷的腰部，不只會按到肌肉發炎，還會造成椎間盤（扮演緩衝墊角色的軟骨）突出，傷到原本就已經很僵硬的腰部肌肉。要是骨頭較為脆弱的話，甚至有可能會骨折。如果按完之後，反而讓腰痛更加惡化的話，請立刻停止。想以按摩來緩解腰痛症狀的話，請以力道輕柔為前提。因此，最重要的就是要選擇即便力道輕柔也能充分放鬆肌肉等，技術高超的按摩治療。（清水伸一）

Q 77 請詳細說明什麼是神經阻斷術？

神經阻斷術是指在疼痛部位的神經附近，注射局部麻醉劑或類固醇等藥劑的治療方式。最大的特色就是鎖定患處注入藥劑，鎮痛效果極高。

阻斷注射的原理是以麻醉藥抑制興奮的感覺神經，暫時不要將痛覺傳遞到大腦。還能擴張血管促進血液循環，也能沖洗掉造成疼痛的根源、致痛物質。除此之外，也能舒緩因疼痛而變得僵硬的肌肉，減輕肌肉帶來的疼痛。脊椎狹窄症所使用的阻斷注射，可分為兩大類。一種是將局部麻醉劑注射到包覆脊髓神經的硬脊膜外側，稱為「硬脊膜外注射」，另一種則是直接注入從脊髓分枝出來的神經根，或是將藥劑注射到神經周圍的「神經根注射」。不管是哪一種注射，都不需要住院當天就能回家，也能申請保險給付。過敏體質的人有可能無法進行阻斷注射，一定要先跟醫師說清楚。（吉原潔）

神經阻斷術是什麼？

硬脊膜外注射

●腰部硬脊膜外注射
將局部麻醉劑注射到包覆脊髓，名為硬脊膜的薄膜外側。

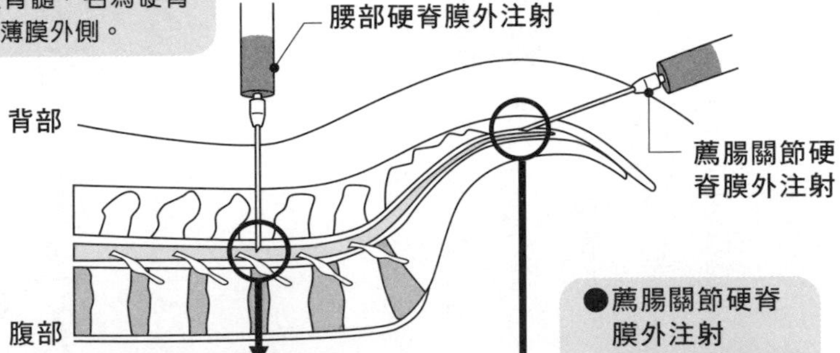

●薦腸關節硬脊膜外注射
從名為薦裂隙的骨盆孔沿著神經，注入麻醉藥劑。

藉由硬脊膜外的局部麻醉注射，阻斷痛覺的傳導。

神經根阻斷

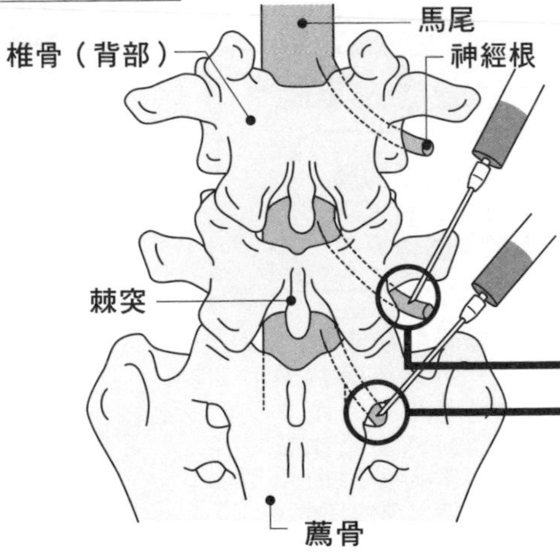

●神經根阻斷
直接注入從脊髓分枝出來的神經根，或是將藥劑注射到神經周圍。

藉由神經根的局部麻醉注射，阻斷痛覺的傳導。

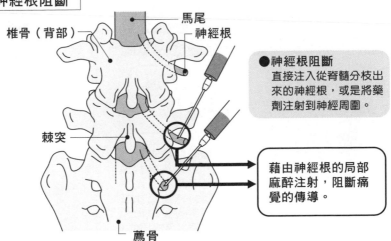

Q78 激痛點（Trigger Point）療法是什麼樣的治療法？

激痛點是肌肉纖維短縮時產生的突起物。原文的Trigger是「扳機」的意思，Point則代表了「發源地」。有一說法是脊椎狹窄症引發的足腰疼痛或麻痺，可能多半都是激痛點所引起的。將局部麻醉劑注入激痛點的治療方式，就是激痛點療法。接受過一次治療，脊椎狹窄症的疼痛或發麻就能獲得緩解的人，也不在少數。一個激痛點注射的局部麻醉劑量約莫1～5ml。因為少量，安全性極高。一次注射幾處到幾十處，都是合理範圍。（加茂淳）

激痛點療法是什麼？

藉由激痛點的局部麻醉注射，阻斷痛覺的傳導。

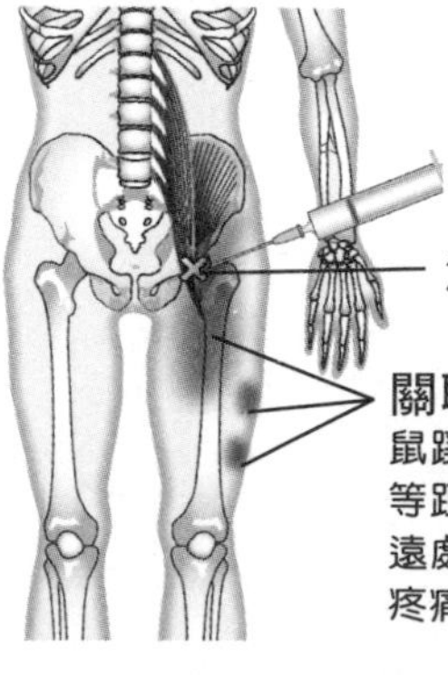
激痛點
關聯痛
鼠蹊部或小腿等距離脊椎較遠處，也感到疼痛或發麻。

●**激動點注射**
將局部麻醉藥或生理食鹽水打入因肌肉或肌膜變硬而引發疼痛的部位。也可以用針具加以刺激。

Q79 請詳細說明什麼是AKA療法？

認為脊椎狹窄症這類慢性腰痛的根本原因是位於骨盆中央的薦腸關節（連接薦骨與髂骨的關節）活動出現異常或發炎的，正是AKA博田法（Arthro-Kinematic Approach-Hakata method）。AKA博田法是透過基於關節運動學理論的手技療法，讓出現功能障礙的關節恢復正常運作，藉此改善雙腳、腰部的疼痛或痠麻。要是只有薦腸關節功能異常的話，只要幾次，大約三個禮拜就能完全康復。若伴隨暫時性的發炎，則一個月需要1∼2次，大約3個月左右的治療。如果是慢性發炎的話，就很難完全康復，需仰賴定期治療來控制症狀。（住田憲是）

什麼是薦腸關節？

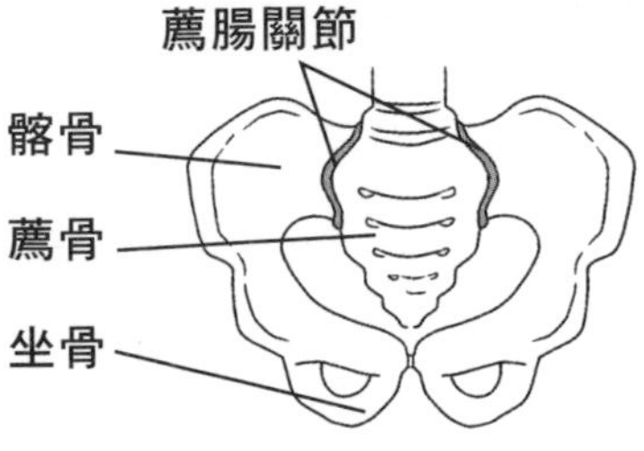

薦腸關節位於支撐腰椎的骨盆中央。平常都支撐著很重的體重。薦腸關節裡有**2～3**公厘的空隙。

Q80 胎盤素療法是什麼樣的治療法？

因為能有效改善脊椎狹窄症引發的疼痛或發麻而受到矚目的就是「胎盤素療法」。胎盤素就是哺乳動物的胎盤，醫療現場所使用的胎盤素，就是萃取自人類胎盤。胎盤素療法是以將胎盤素注入皮下或肌肉的治療方式為主。

胎盤原本就是負責將母親體內的氧氣跟養分傳送給胎兒的器官，富含了胎兒在成長過程中，各式各樣不可或缺的養分或生物活性物質（讓身體的運作變得更加活躍的物質）。只要補充了胎盤素，就能讓體內的肝細胞生長因子（HGF）或神經生長因子（NGF）等成長因子更加活躍，藉此促進因椎管變窄而受傷的神經細胞之修復。另外，胎盤素也具備細胞活化、促進血液循環、抗發炎等，超過20種的藥理作用。這些作用相互結合後，或許就能改善脊椎狹窄症引發的疼痛或痠麻。我本身也以胎盤素療法來進行脊椎狹窄症治療，深刻體會到其效果。（清水伸一）

Q81 目前蔚為話題的「血管內治療」是什麼樣的治療法？

應該有很多被診斷為脊椎狹窄症並持續進行治療，但痛、麻卻遲遲未見改善的人吧。若出現此一情況，有可能是因為感到疼痛的患部出現了「毛毛樣血管」。毛毛樣血管指的是會危害人體的異常新生血管，如纏成一團的毛線般看起來雜亂無章。因此，我將其取名為毛毛樣血管。最近許多電視節目都有提到，應該有很多人都聽過。毛毛樣血管會出現在身體負擔較大的部位，因為這些部位也會有神經纖維通過，這些神經纖維都能感應到疼痛，若你的疼痛正在慢性化，很有可能就是毛毛樣血管造成。為了減少毛毛樣血管的發生機率，最有效的方法就是到醫療機構接受直接注入讓血管收縮的藥劑，進行「血管內治療（正式名稱為運動器官導管治療）」。症狀較輕微的人則可進行「用大拇指指腹，以垂直方向用力按壓疼痛部位15秒」的自我療法，有人就是藉此破壞毛毛樣血管改善疼痛症狀。（奥野祐次）

Q82 到醫院回診的費用，一般來說是多少？

脊椎狹窄症的治療費用，會依患者的疼痛、發麻症狀或治療方式而有所不同。

不過，預估的每次回診費用如下：

- 回診費 730日元
- 消炎止痛等的物理療法處理費 350日元
- 神經根注射 1萬5000日元
- 激痛點注射 800日元（依使用藥劑而有所不同）
- 腰椎旁神經注射 900日元
- 薦骨部硬脊膜外注射 3400日元

將上述治療行為加總後，就能知道治療費用的總額。因為可以申請保險給付，因此實際上不滿70歲的，自費3成。70～74歲的自費2成，超過75歲的自費1成（若超過70歲但收入與一般上班族差不多的話，則自費3成）。（清水伸一）

※編註：以上為日本費用，在台灣除了健保給付外，部分疼痛或復健專科治療項目需自費，如：激痛點注射約台幣120元，腰椎硬脊膜外腔注射約台幣3000元等，大家可以到醫療機關做詢問。

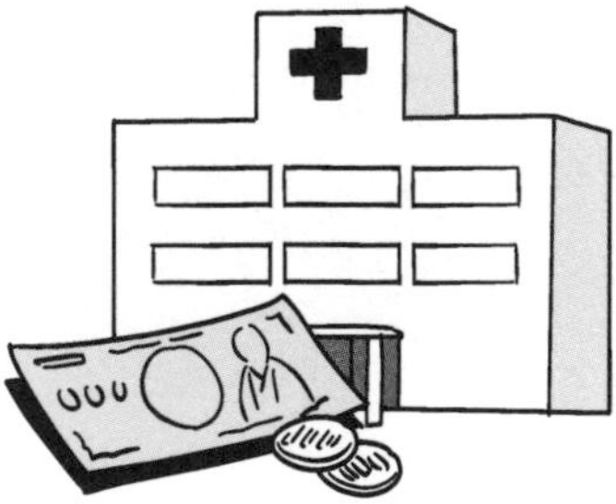

泡澡能促進血液循環
跟醫師請教
正確的泡澡方式
（詳見 P113）

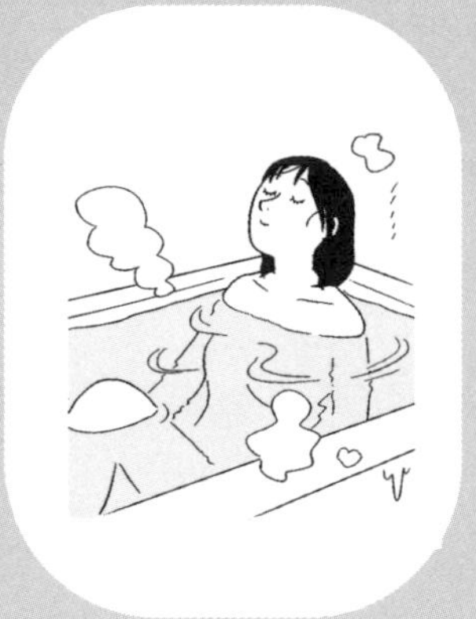

第 7 章

關於自我照顧的 27 個疑問

Q83 進行脊椎狹窄症的治療時，要盡量躺著不動嗎？

脊椎狹窄症患者若處於只要稍微一動就會痛得死去活來的急性期，就不要勉強亂動。等疼痛減緩到自己能忍住的程度時，盡量找機會動動身體比較好。芬蘭曾針對186位急性腰痛患者做過研究，結果顯示在容許範圍內維持日常活動的組別，無論是3週後或12週後，腰痛的恢復速度，都比躺著不動的組別快上許多。

脊椎狹窄症患者，即便上了年紀，也請在能力所及範圍內，做做家事、散散步，或是到外面逛逛。另外，做一些不會感到疼痛的運動也很重要。

活動身體時，不時會讓身體前傾。提重物這類動作，最重要的就是要找到不會因此感到疼痛的姿勢或訣竅。這麼一來，不但能擴大行動範圍，還能維持高生活品質（QOL）。（清水伸一）

Q84 日式生活跟西式生活，哪一個比較不會造成腰部負擔？

直接講答案就是洋式生活。

脊椎狹窄症的疼痛或發麻，只要讓身體往前傾就能預防或是獲得緩解。這是因為身體前傾，就能將椎管打開，舒緩受到壓迫的神經。雖然說有益於症狀的預防及改善，但維持好幾個小時的前傾姿勢，也是個問題，尤其是坐姿時更要注意。一般被認為是良好姿勢的跪坐，很容易讓高齡者一直維持下巴前凸的前傾姿勢。若是坐在椅子上的西式生活，坐著時也不會一直維持前傾姿勢。另外，由於西式生活不像日式生活必須一直起立蹲下，就能減輕雙腳及腰部的負擔。

坐椅子時，臀部要坐到底，以靠背支撐腰部，還要記得收下巴。椅子的高度，以坐到底時，腳底要能緊貼地面，膝蓋比直角再開一點是最理想的。（清水伸一）

Q85 因為可以減緩症狀，一直彎腰也沒問題嗎？

脊椎狹窄症患者維持拱背彎腰讓身體前傾的姿勢的確能緩解症狀。因此，骨科醫師也會教導患者前傾姿勢。

不過，最好把這個當成是暫時紓緩疼痛或發麻的緊急應變措施。因為這會導致患者原本的脊椎S型曲線歪斜，增加腰椎（腰部的椎骨）多餘的負擔。要是再加上彎腰前傾的姿勢，會讓脊椎更加歪斜，導致脊椎狹窄症進一步的惡化。

因此，就大原則來說，無論是脊椎狹窄症患者或健康人士，都應該抬頭挺胸，隨時提醒自己維持能讓脊椎呈現S型曲線的正確姿勢，才是最重要的。

話雖如此，也不需要勉強抬頭挺胸，反而讓腰往後彎。**就輕輕讓上半身維持在「再下去就會感到疼痛或發麻」的中立位置（自然曲線）即可。**（清水伸一）

Q86 有沒有可以減少間歇性跛行發作的方法？

走路時感覺快要出現間歇性跛行的疼痛或痠麻時，可以的話就立刻停下來，讓身體往前傾稍微休息一下。疼痛或痠麻的徵兆快要出現時，還堅持繼續走的話，不只會讓疼痛或發麻情況更嚴重，還可能會傷及神經，導致症狀進一步惡化，縮短一次能走的距離。

身體前傾休息後，若還是要花很長一段時間，才能減緩疼痛或發麻症狀時，可以試試看「**鞠躬伸展**」（請參考下頁圖）。這是將會痛的那隻腳往後踩，像鞠躬一樣將上半身往前傾並彎腰的伸展操。出現間歇性跛行時，做10次就能加快恢復速度。（清水伸一）

鞠躬伸展

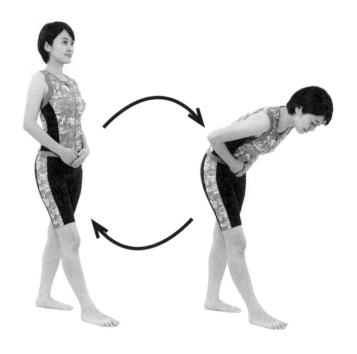

將會痛的那隻腳往後踩，
像鞠躬一樣，將上半身往前傾彎腰，
並重複做 10 次。

Q87 為了減緩間歇性跛行症狀而蹲下來休息很丟臉，有沒有什麼好方法？

感覺快要出現間歇性跛行（走一小段路就要停下來休息的症狀）的症狀時，請停下來做出看手機螢幕的動作。看著手機螢幕時，身體自然會呈現前傾姿勢，就能藉此減緩疼痛或痠麻。假裝要蹲下來綁鞋帶也可以，要是有長椅可以坐的地方，就坐下來讓身體往前傾，稍微休息一下。

除此之外，也可以靠牆休息。站在離牆壁半步遠，將背靠在牆上，就會讓身體自然往前傾，這樣就能無須在意旁人眼光盡量休息。平常就要多留意前往車站或散步的路上有沒有適合靠著的牆壁，找一下間歇性跛行發作時可以休息的地方。如此一來，就不用再害怕疼痛或痠麻，提高沒事就想外出走走的意願。不但能轉換心情，讓人變得更加積極，還能提升肌力，幫助改善症狀。（清水伸一）

Q88 比較輕鬆的走路方式為何？

想請苦於間歇性跛行（走一小段路就要停下來休息的症狀）的人，試試看讓腳尖跟腳踝同時踩地，讓整個腳底貼緊地面的走路方式。

腳底緊貼地面，能增加步行時的穩定度，不會東倒西歪，走起路來更輕鬆。我們的腳底是由大拇趾球（大拇趾與腳掌連接處）、小拇趾球（小拇趾與腳掌連接處）、腳跟三點所支撐的，腳底同時著地，就能讓三點支撐發揮到極致。

除此之外，腳底貼地行走，跟一般腳跟著地、腳尖前踢的走法不同，不會讓椎管變得狹窄。（清水伸一）

腳底貼地的走路方式

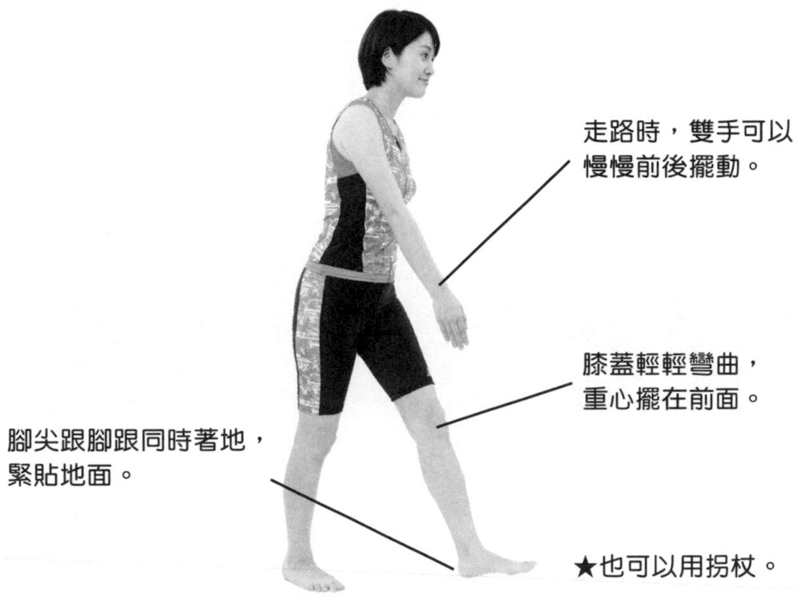
走路時，雙手可以
慢慢前後擺動。
膝蓋輕輕彎曲，
重心擺在前面。
腳尖跟腳跟同時著地，
緊貼地面。
★也可以用拐杖。

覺得怪怪的人，
腳底著地時可以將五根腳趾用力縮起來，
感受一下著地時的真實感覺。

Q89 輕鬆上下樓梯的方法為何？

上樓梯時，不要抬頭看往上的階梯，而是看向正前方，腰才不會後彎。下樓梯時，為了避開危險，看著自己的腳步，腰自然就不會往後彎，雙腳及腰部也不會出現麻、痛感。請以腳底緊貼地面（請參考Q88），確實踩穩每一步的方式上下樓梯。爬樓梯時，基本上也跟走路時一樣，要維持中立姿勢（再往後彎，症狀就會跑出來的上半身傾斜角度）。另外，為了安全起見，一定要以扶手撐著身體上下樓梯。沒有扶手的話，一隻手扶牆上下樓梯，身體才不會搖晃。（清水伸一）

上下樓梯的方法

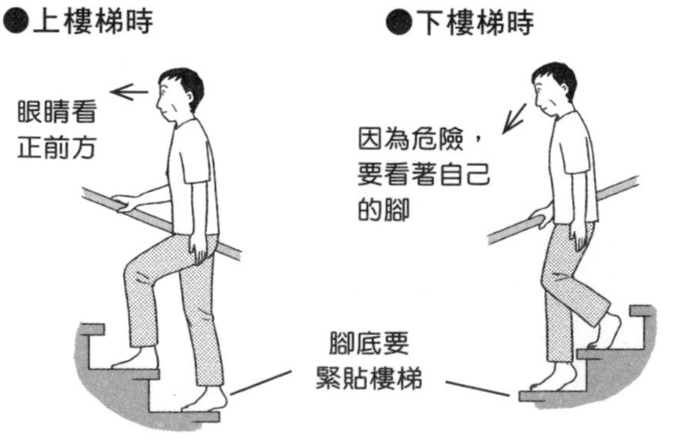
●上樓梯時
●下樓梯時
眼睛看正前方
因為危險，要看著自己的腳
腳底要緊貼樓梯

Q90 脊椎狹窄症患者不要跑步比較好？

為了改善脊椎狹窄症引發的足腰疼痛或發麻，建議可以做些適當的運動。不過，千萬別勉強。尤其是慢跑等較為激烈的運動，就要特別注意。脊椎狹窄症患者常會因為疼痛或發麻，一整天都不太想動。雙腳的運動神經與肌肉有可能會因此衰退。在完全康復前就突然亂跑，很容易因失去平衡而跌倒，還是盡量避免比較好。

脊椎狹窄症患者走了很長一段距離後，很容易出現因雙腳及腰部的麻痛而無法行走的間歇性跛行。想以走路做為運動時，也請適當休息。搭配伸展或體操，在能力所及的範圍內，確保所需運動量即可。另外，日常生活中也盡量不要跑步。請不要因為搭不上車，就在車站月台或階梯、公車站上奔跑。抓好時間早一點出門，就算趕不上，坐下一班電車、公車也來得及。（清水伸一）

Q91 有適合脊椎狹窄症的人用的包包嗎？

應該很多人拿包包時，用的都是較有力氣的慣用手。也常看到很多人都是用同一隻手拿或是總是用同一邊背單肩包。但老是單邊負重，會破壞肌肉平衡，連帶造成脊椎或骨盆彎曲。若是脊椎狹窄症患者，更會造成其雙腳、腰部疼痛或發麻症狀的惡化。因此，我推薦給脊椎狹窄症患者使用的就是**後背包**。背後背包時，會稍微前傾，打開變窄的椎管，舒展受到壓迫的神經。坐電車時，將後背包抱在胸前，就能自然維持圓背姿勢。裝東西時，把輕的放在下面，重的放在上面，取得平衡後背起來更輕鬆。後背包肩帶不要調得太鬆，盡量緊貼身體。

步行能力衰退，擔心自己沒辦法走太久的話，也可以選擇有輪子的包包或是助行推車。（清水伸一）

Q92 有適合脊椎狹窄症的人穿的鞋子跟襪子？

穿了不合腳的鞋子，會造成腳底或腳趾肌肉疲勞，也會增加小腿或大腿肌肉的負擔。下肢感到不適也會影響到上半身，破壞骨盆穩定性，進而造成脊椎彎曲。為了減輕腰椎（腰部的椎骨）負擔，挑選鞋款時一定要謹慎。買鞋時請一定要量好尺寸並且試穿，穿好後站起來走走看。選擇走起來比較輕鬆的鞋款。這時候若選擇可以善用趾尖的設計，讓腳容易往前踢抓穩地面，就比較不會跌倒。

避免穿著高跟鞋、涼鞋，選擇能包覆腳踝的設計也很重要。若有鞋帶或魔鬼氈，更能增加走路時的穩定性。另外，襪子的挑選也很重要。脊椎狹窄症患者的話，我推薦**五趾襪**。走路時可以增加抓地力，讓身體平衡變好。走路時腳趾抓穩地面，就能增加推進力，拉長步行距離。（清水伸一）

Q 93

拐杖的挑選與使用方式為何？

最適合因脊椎狹窄症而對步行感到不安的人使用的是好握、可承受體重又好拿的T字型拐杖。最理想的高度是撐住地面時，把手正好在大腿與臀部連接處。拐杖底部裝有橡膠的話，也比較不會滑倒。

T字杖要使用在跟感到疼痛的那隻腳相反的位置，走路時則隨時提醒自己注意脊椎原本的S型曲線（自然曲線），將枴杖撐在身體旁邊。感到疼痛或發麻時，可以將枴杖轉到身體前方，讓身體往前傾。市面上也有賣折疊式的T字杖。推薦給平常沒什麼機會用到，但為了保險起見想隨身攜帶的人。（清水伸一）

拐杖的使用方式

●不發麻時

撐拐杖時，一開始可以將枴杖放在身體旁邊，走路時則隨時提醒自己注意脊椎的自然曲線。

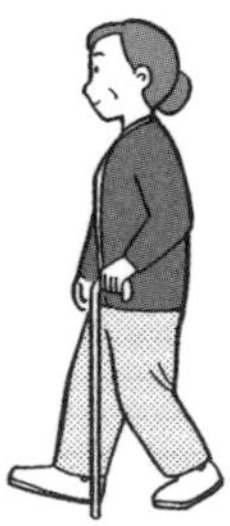

●發麻時

發麻時，將枴杖放到身體前方，讓身體往前傾。

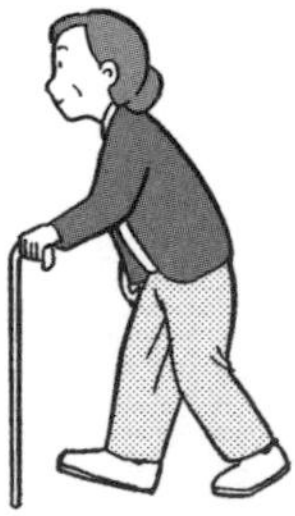

Q94 有沒有脊椎狹窄症患者為了健康能做的運動？

我建議脊椎狹窄症患者在自己能力所及範圍內要做點運動。過度靜養會導致肌力不足，讓脊椎狹窄症更加惡化，也容易引發高血壓、糖尿病等生活習慣病。

一般來說，為了維持健康的最好運動就是快走。不過，由於脊椎狹窄症患者會出現間歇性跛行的症狀，大部分的人別說快走，就連走路都有問題。因此，推薦大家可以做的運動就是「**踩腳踏車**」，運動時身體會往前傾，就不太會出現間歇性跛行的症狀。許多無法久行的患者，換成踩腳踏車運動的話，就能持續較長時間。

踩腳踏車還能有效率地鍛鍊到跟步行有關的腰部深層肌肉或大腿肌肉，藉此預防跌倒或臥床不起的問題。對改善高血壓、高血糖與肥胖都有很顯著的效果。此項運動建議1週3天，1天最多30分鐘。踩的時候，隨時提醒自己要用較輕的踏板快踩。（清水伸一）

Q 95

該如何挑選與使用助步車？

助步車不只能幫助因脊椎狹窄症而對步行感到不安的人，也能做為外出時的購物籃或椅子使用。

購買前，請先思考其用途。比方說，為了去買東西的話，推薦可以購買在收納容量與重量之間取得平衡的中型（介於輕巧型與標準型之間的大小）。經常外出，想找個地方坐下放鬆雙腳及腰部的人，可以選擇座椅部分較寬廣的標準型。無論是哪種類型，都要確認扶手高度是否能調整，煞車是否方便操作。扶手高度要比身高的一半再高5～15公分。使用方式請參考下方插圖。（清水伸一）

助步車的使用方式

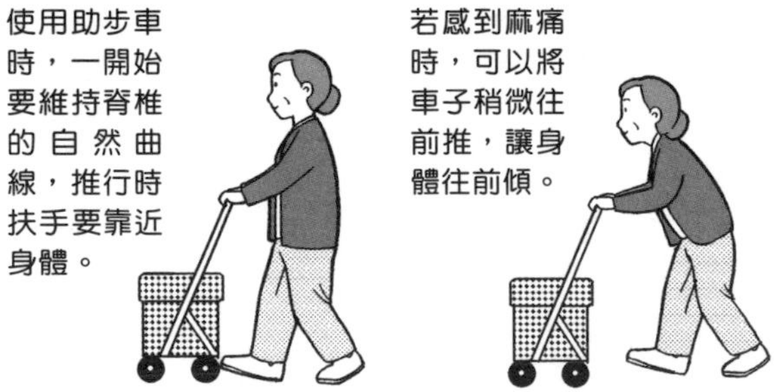
使用助步車時，一開始要維持脊椎的自然曲線，推行時扶手要靠近身體。
若感到麻痛時，可以將車子稍微往前推，讓身體往前傾。

Q96 輕鬆的站姿為何？

脊椎狹窄症的疼痛或發麻，在煮飯或工作久站、通勤等，持續站著的動作時也會出現，因此對日常生活的站姿就要多下點工夫。這時候最重要的就是隨時提醒自己要維持中立站姿（繼續往後彎的話，症狀就會跑出來的上半身傾斜角度），盡可能保持正確姿勢，接近脊椎原本的S型曲線（自然曲線）。

將體重放在腳底的方式也很重要。要將體重平均分配在大拇趾球（大拇趾與腳掌連接處）、小拇趾球（小拇趾與腳掌連接處）、腳跟三點上。除此之外，左右腳與肩同寬，腳尖朝外側（小趾處）轉約30度的話，就能增加站立時的穩定度。

若搭乘電車或公車時，感到疼痛或發麻，請將身體往前傾。並將感到疼痛或發麻的腳往後踩、雙腳前後打開的話，就能縮短感到疼痛或發麻的時間。若依舊不見改善，可以試一下鞠躬伸展體操（請參考Q86）。（清水伸一）

Q 97 搭乘電車或公車時輕鬆的乘車姿勢為何？

搭乘電車、公車，要站著抓吊環時，腰會後彎，讓椎管變得更加狹窄，壓迫到神經，進而導致症狀復發。因此，雙腳輕輕朝前後站立，將重心擺在前腳，維持前傾姿勢是最好的。讓腰適度前彎打開椎管，就能長時間站立。

雙腳前後站立的話，身體會比較穩定，較易維持前傾姿勢。這時候的基本知識是將會痛的腳往後踩，把重量擺在前腳。兩腳都會痛的話，可以不時交換。

扶手的話，可以膝蓋微彎，抓在較低的位置（以肚臍高度為基準），比較容易維持前傾姿勢。抓著扶手的另一個優點就是能增加腰部穩定度，應付突如其來的晃動。坐著時，也不要靠著椅背。臀部坐到底，兩腳輕輕往前後分開，維持稍微前傾的姿勢，就會比較輕鬆。（清水伸一）

Q98 坐椅子或沙發時，要怎樣才會比較輕鬆？

脊椎狹窄症患者請選擇有靠背、椅面較硬且堅固的椅子。盡量避免會讓臀部沉入椅墊的柔軟椅面，或是比一般椅子還軟的沙發。坐椅子時，臀部要坐到底，兩腳膝蓋以下朝前後分開。會痛的腳放後面，是重點所在。坐下時也不要靠著椅背，維持稍微前傾的姿勢吧。

若必須長時間坐著的話，建議可以將浴巾捲成圓筒狀製作成「**腰枕**」，夾在椅背跟背部中間。如此一來，就能較長時間維持適當的前傾姿勢。（清水伸一）

輕鬆的坐法

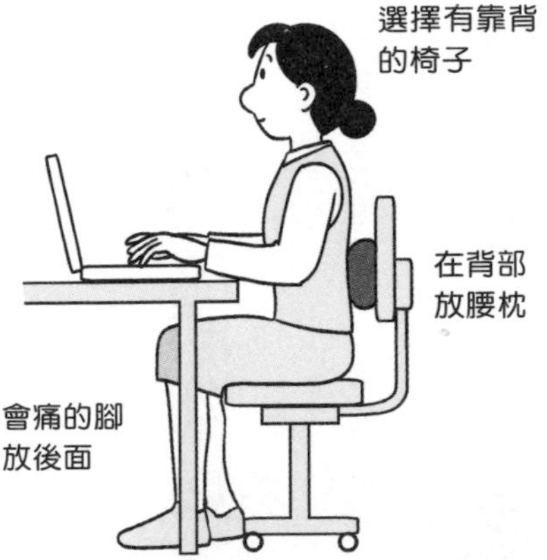
選擇有靠背的椅子
在背部放腰枕
會痛的腳放後面

Q99 不造成腰部負擔的手機拿法為何？

使用手機時身體會前傾，打開原本狹窄的椎管，減緩疼痛或發麻。出門在外出現間歇性跛行（走一小段路就要停下來休息的症狀）時，只要假裝在看手機，就能以其他人不會發現的前傾姿勢來休息。

不過，這只是出現間歇性跛行時的因應方式，並不表示可以一直維持前傾姿勢。脊椎狹窄症患者是因為脊椎原本的S型曲線變形，造成腰椎（腰部的椎骨）多餘的負擔。日常生活中，隨時提醒自己要維持中立姿勢（繼續往後彎的話，症狀就會跑出來的上半身傾斜角度），盡可能保持正確姿勢，接近脊椎原本的S型曲線才是關鍵。使用手機時，盡可能將手機拿到跟臉一樣高的位置，不要讓身體太過前傾。

（清水伸一）

Q100 跪坐或坐在地上時，不會造成腰部負擔的姿勢為何？

若遇到婚喪喜慶等不得不跪坐的場合，將對折的座墊夾在臀部與雙腿間，就能坐得比較輕鬆一點。餐會或觀賞表演等只能坐在榻榻米上，或是坐在地上看電視時，兩腳往前伸直會輕鬆一點。這時候若用雙手環抱會痛的那隻腳，就能拱著腰打開椎管，會覺得比較舒服。另外，也推薦雙手抱膝的坐法。訣竅在於將會痛的那隻腳稍微往後壓。使用和室椅、腰枕，也可以減輕負擔，但千萬不要長時間維持同一姿勢，每30分鐘就要換個坐姿。（清水伸一）

輕鬆的坐法

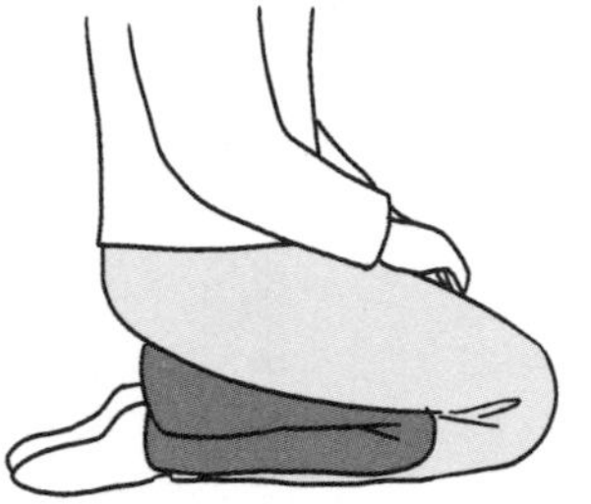

將對折的座墊夾在臀部與雙腿間

Q 101 坐在辦公桌前，不會感到疼痛或麻木的姿勢為何？

坐在椅子上時，位於臀部左右兩側的坐骨與椅面垂直，維持中立姿勢（繼續往後彎的話，症狀就會跑出來的上半身傾斜角度）。順帶一提，坐骨是肛門左右兩側突起的骨頭。很多脊椎狹窄症患者，坐著時都會讓坐骨、骨盆直接接觸椅面，這樣反而會增加腰部負擔。讓坐骨與椅面垂直的話，臀部就能確實承受上半身的重量，自然呈現中立姿勢。腰部的負擔也能因此獲得減輕，這樣就能以正確姿勢長時間坐在椅子上。這種坐法可能要花一段時間才能適應，因此，可以靠著腰枕，立起坐骨。習慣前，不妨多多善用腰枕。另一個重點就是立起腰骨坐著時，雙腳腳尖要朝左右外側（小指側）轉約30度。如此一來，就不會增加足腰的關節或肌肉多餘的負擔，能以最輕鬆的姿勢坐著。（清水伸一）

Q102 使用熨斗、洗衣服、打掃浴室時的輕鬆姿勢為何？

●**使用熨斗**：站著時，請將雙腳朝前後打開，會痛的那隻腳往後踩。若盤腿坐著時，將一隻腳撐起來，就能減輕椎管負擔。

●**洗衣服**：將洗衣籃放在約莫腰部高度的平台上。坐在椅子上，先把衣服都用衣架掛好再曬，就不用一直站著，也能減輕腰部負擔。為了不讓身體後彎，把曬衣位置調低一點會比較好。

●**打掃浴室**：單膝跪地，維持中立姿勢。使用不會讓身體前傾的長柄刷來刷洗浴缸內側。（清水伸一）

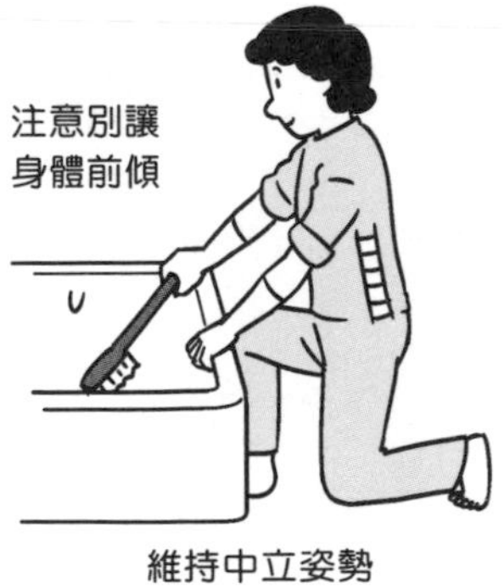

Q 103

輕鬆的烹飪或打掃的姿勢為何？

●烹飪：

流理台的理想高度，就是要比站立時的肚臍位置稍微低一點。超過這個高度的話，可以在地上鋪個踏板調節高度。另外，將出現症狀的那隻腳墊高10～20公分，就能減輕腰部負擔，避免症狀的出現。長時間站著做菜是很辛苦的。可以的話，就想辦法坐著處理吧。

●打掃：

調整吸塵器的握把長度，撐起上半身。拖地時，建議大家可以使用長柄拖把。只能用抹布的話，請單膝跪地，盡量不要彎腰。（清水伸一）

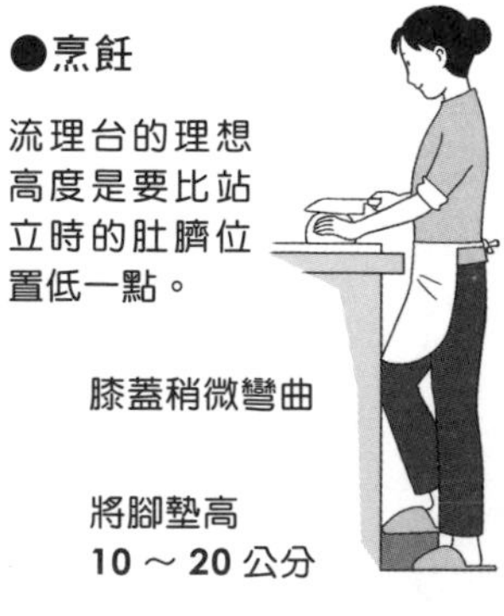
●烹飪
流理台的理想高度是要比站立時的肚臍位置低一點。
膝蓋稍微彎曲
將腳墊高10～20公分

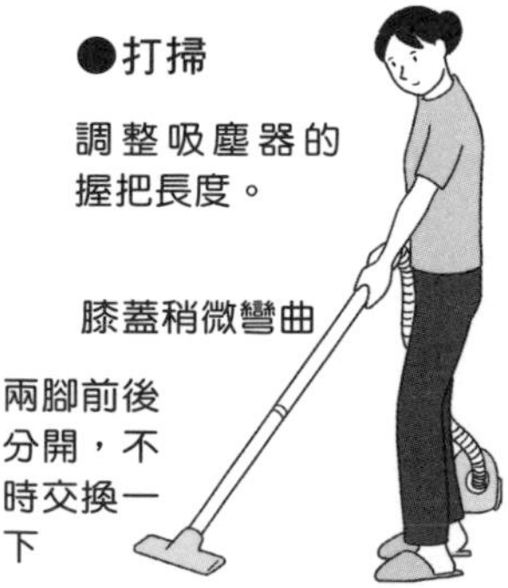
●打掃
調整吸塵器的握把長度。
膝蓋稍微彎曲
兩腳前後分開，不時交換一下

Q104 輕鬆的開車姿勢或是開車時的注意事項為何？

開車時，要提醒自己，坐骨須與座椅椅面垂直。如此一來，就能減輕腰部負擔，開再久也不會累。

椅背跟椅面的角度約100～110度，稍微往後傾，讓背部緊貼椅背，腰部跟椅背之間，可以墊一顆市售的汽車用品「腰枕」。沒有腰枕的話，也可以用捲成圓筒狀的大浴巾或軟墊取代。

上下車時，都會稍微彎腰。尤其是上車時，身體都會大幅彎曲，進而壓迫到椎管，一定要小心。上車時若不想造成腰部負擔，可先以側身坐上座椅邊角，將身體半迴轉後，讓迴轉軸維持一直線，不要讓上半身與下半身彎曲，讓臉朝向正面。下車時，身體朝車門處半迴轉後再下車。這樣就不會傷到腰。開車時要隨時找時間休息，開個一小時就可以停車，到車外伸伸懶腰。（清水伸一）

Q 105

不會造成腰部負擔的搬東西方式為何？

為了不在搬東西時造成腰椎負擔，最重要的就是保持腰椎前彎。

首先，盡可能以單膝著地跪在東西旁邊。留意上半身是否位於臀部坐骨上方，下腹稍微前傾，下巴抬高。接著將東西稍微抬起，將東西側面貼緊肚臍，靠近身體，再以髖關節、膝蓋、雙腳的力量慢慢垂直站起。東西若離開身體，身體前傾的話，就會增加腰部負擔，一定要多留意。放東西時，也要等髖關節跟膝蓋確實彎下後再把東西放下。（清水伸一）

搬東西時

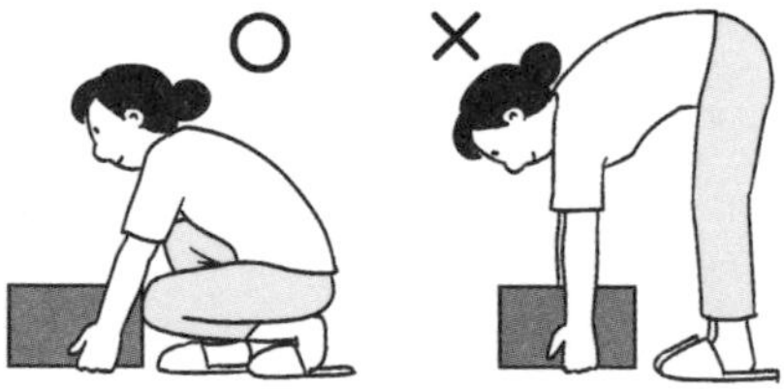

盡可能以單膝著地跪在東西旁邊，再把東西搬起來。

Q106 輕鬆的洗臉或洗澡姿勢為何？

洗臉的話，可以準備高一點的椅子坐著。以前傾姿勢來洗，應該是最輕鬆的。沒有椅子，只能站著洗的話，就請將兩腳前後分開，採前傾姿勢。感到疼痛時，就把會痛的腳往後踩，並將後腳腳尖撐在電話簿、漫畫雜誌、八卦週刊等較有厚度的書上。同時將沒有用到的那隻手撐在洗臉檯上，來支撐身體保持穩定。

洗澡時，動作要小心謹慎，千萬別滑倒。為了安全，可以考慮在浴室加裝扶手。坐在浴缸裡的時候，以兩手環抱會痛的那隻腳，另一隻腳則往前伸。另外，也可以將小板凳放進浴缸裡。這時候，也可以將會痛的腳往後踩，採取雙腳前後擺放的姿勢，會讓人感到放鬆舒適。感覺就像坐在小板凳上沖洗身體一樣。

洗頭髮時，臉部朝上的話，腰很容易跟著往後彎，一定要小心。洗頭髮時建議最好臉部朝下。（清水伸一）

Q 107 輕鬆的就寢姿勢為何？

可減輕腰部負擔的就寢姿勢，不是側睡就是仰躺。無論哪個姿勢，腰部都很難後彎，就不會讓椎管變窄。如此一來，就能抑制疼痛或發麻的情況，讓人可以一覺到天亮。

側睡時，可以像蝦子一樣捲曲身體，輕輕曲膝。這樣能打開椎管，緩解神經壓迫症狀。仰睡跟側睡不一樣，沒辦法像蝦子般捲曲身體。因此，可以將軟墊或對折的坐墊墊在膝蓋下方。稍微把膝蓋墊高來睡，就能打開變窄的椎管。趴睡容易讓腰部緊繃，增加腰部壓力，所以不是很推薦。若因為長年以來的習慣，不趴睡就睡不著的話，可以在肚子下方墊塊軟墊或坐墊。（清水伸一）

●側睡

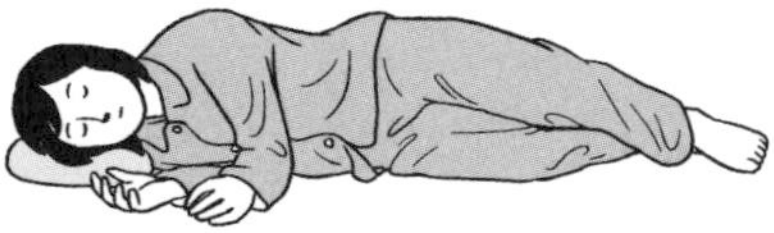

●仰睡

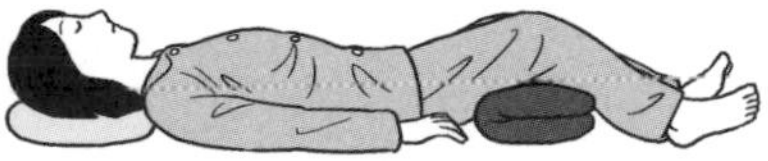

側睡時，可以像蝦子一樣捲曲身體，輕輕曲膝。仰睡時，可以將軟墊或對折的坐墊墊在膝蓋下方。

Q108 起身時不會感到疼痛的起床方式為何？

早上一起床腰就痛，會讓一整天的心情變得沉重。感到憂鬱時，症狀也會惡化。為了不讓疼痛惡化，可以試試下述的方法。

首先，醒來後請不要立刻起身。因為睡覺時身體幾乎沒有在動，肌肉會變得很僵硬，關節的活動性也會變差。在棉被裡，用手搓揉腰部，讓腰部慢慢地動一動，稍微熱身一下。

鋪床睡的話，則轉為橫躺姿勢，將膝蓋與腰部彎曲，以手肘撐起上半身。接著雙腳往前伸，以趴姿將手撐在牆上等處，再慢慢起身。

睡在床上的話，側躺後，將膝蓋與腰部彎曲，雙腳移到床鋪邊角。雙腳下床後再用雙手撐起上半身，以坐姿起身，才不會造成腰部負擔。（清水伸一）

Q 109 該選擇哪種類型的棉被跟枕頭？

挑選床墊或床鋪時，最理想的就是能自然翻身，稍微偏硬的寢具。翻身可以在無意識中促進每個人的血液循環，矯正因日常動作而歪曲的骨骼。其標準就是在榻榻米上再鋪一層床墊的硬度。雖然柔軟的寢具看起來比較不傷身，但腰部沉入床墊中，反而容易造成椎管變窄，並不適合。

棉被也要選擇輕量、容易翻身的類型。

枕頭的話，則要選側躺時，其高度能讓頭、頸、肩的中心呈一直線。（清水伸一）

棉被跟枕頭的選擇方式

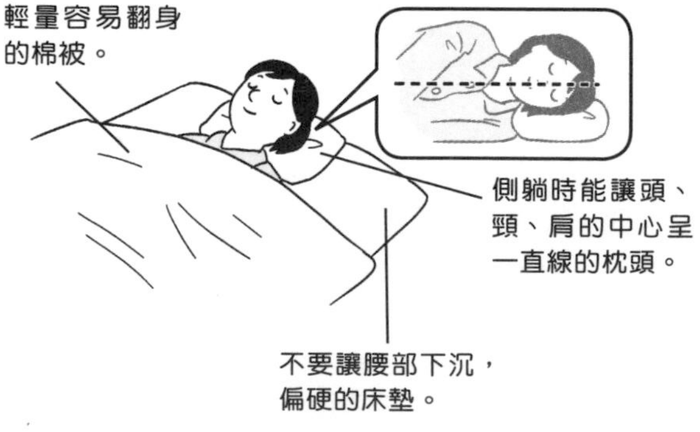

輕量容易翻身的棉被。
側躺時能讓頭、頸、肩的中心呈一直線的枕頭。
不要讓腰部下沉，偏硬的床墊。

第 8 章

關於飲食的 11 個疑問

Q110 為什麼想改善症狀就要減肥？

肚子有了一大圈脂肪，為了維持身體平衡，就容易出現肚子前凸，腰往後傾的姿勢。這會導致椎管變窄壓迫到神經，讓脊椎狹窄症更加惡化。除此之外，若身體累積過多脂肪，會增加腰部、髖關節、膝蓋的負擔，讓疼痛加倍。很多人都因疼痛而出現運動不足的問題。運動不足會讓肌肉量下降，骨質密度也會隨之下降，更加容易引發骨質疏鬆症。也有人因為肌肉量下降就變得容易跌倒，跌倒時因為骨質密度低而骨折，到頭來就真的得一輩子都躺在床上了。

不過，也不要用太極端的減肥方式。尤其是不運動光靠節食的話，就算體重減輕，但肌肉量或骨量也會跟著下降。減肥的訣竅就在於基本上一天三餐，營養攝取要均衡。不要暴飲暴食也不要挑食，每餐吃八分飽即可。另外，在能力所及範圍內盡量運動或散步來維持肌肉量，就能消耗吃下肚的卡路里。（清水伸一）

Q 111 飲食方面該攝取哪些營養？

脊椎狹窄症患者應該積極攝取能組成骨頭、軟骨、肌肉，並促進血液循環與神經修復的食品。具體來說，就是要認真攝取組成骨頭的重要成分「鈣質與維生素D」。若想維持椎間盤（扮演緩衝墊角色的軟骨）或韌帶（連接骨頭與骨頭的堅韌纖維組織），**膠原蛋白**、**軟骨素**、**彈性蛋白**都很重要。另外，還需要肌肉原料的胺基酸（組成蛋白質的成分），以及促進體內膠原蛋白合成的維生素C。若想修復受損神經的話，最重要的就是維生素B群裡的**維生素B_{12}**。若是間歇性跛行（走一小段路就要停下來休息的症狀），就如同以改善血液循環的藥物為第一選擇般，能增加血液量、促進血液循環的礦物質（無機養分）、鐵、維生素B群裡的**葉酸**等營養素，都很重要。（清水伸一）

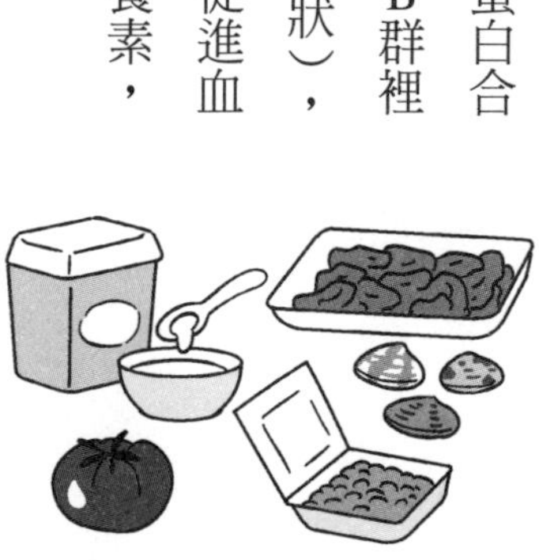

Q 112 應該攝取能強化骨骼的鈣嗎？

骨頭變得越脆弱，脊椎狹窄症就越容易惡化。其原因就是因為鈣質不足。一天所需的鈣質量，成人是600～700毫克，但現代人嚴重攝取不足。要是沒有多加留意的話，很容易就缺鈣。因此，應該要積極攝取含鈣量較高的食品。第一名就是牛奶，牛奶的含鈣量是每100克就有110毫克。喝牛奶肚子會不舒服的人，可以改吃優格。

其它含鈣量高的食物還包括沙丁魚等**小魚**、羊栖菜或裙帶菜等**海藻類**食物，以及黃豆、豆腐或納豆等大豆製品。不過，缺點就是不易被人體所吸收，牛奶的鈣吸收率只有40％，魚只有33％。因此，要達到目標值，就變得很困難。

為了補其不足，就必須同時攝取維生素D（請參考Q115）或鎂等，可以提升鈣質吸收的營養素。（勝野浩）

Q113 膠原蛋白跟軟骨素是不可或缺的嗎？

脊椎狹窄症也會大大影響到椎間盤（扮演緩衝墊角色的軟骨組織）的退化。

組成椎間盤的有膠原蛋白、軟骨素與彈性蛋白三種成分。合成這些材料的蛋白質攝取量不足，就會讓椎間盤失去彈性，導致椎間盤擠壓變形，或是椎骨（一塊塊組成脊椎的骨頭）持續變形，讓椎管更容易變得狹窄。因此，要是不想讓椎間盤退化的話，就必須攝取這些被列為軟骨成分的的營養素。

動物的皮或軟骨、內臟都含有豐富的**膠原蛋白**。可以從牛肉、豬腱肉或五花肉，雞翅膀、軟骨中攝取。海鮮的話，推薦可以整尾食用的沙丁魚或魩仔魚。

想攝取軟骨素，可以吃秋葵、山藥、滑菇等黏黏滑滑的食品。牛肉、豬腱肉或心臟、鰹魚、鮭魚、沙丁魚則是含有較多**彈性蛋白**。（勝野浩）

Q 114 富含維生素B群、能強化神經系統的食物為何？

脊椎狹窄症是因為椎管變窄壓迫到神經，引發雙腳、腰部疼痛或發麻的疾病。因此，若要攝取可恢復神經障礙的營養素，推薦大家可以多多攝取維生素B_{12}。大家都知道**維生素B_{12}**具有能幫助紅血球形成，修復末梢神經的功能。含有大量維生素B_{12}的代表食物為蜆仔、蛤蜊、毛蛤、北寄貝、牡蠣等**貝類**。另外，沙丁魚或秋刀魚、牛、雞、豬肝、牛奶或起司都富含維生素B_{12}。

若目的是為了修復神經障礙的話，可以同時攝取同樣隸屬維生素B群的**葉酸**。牛、雞、豬肝或起司都含有豐富葉酸。也能從麻薏、芹菜、菠菜、花椰菜等黃綠色蔬菜中攝取。

另外，也有研究報告指出同時補充維生素B_{12}與葉酸的話，修復神經的速度會比單獨攝取維生素B_{12}快上2倍。（勝野浩）

Q115 維生素D也跟骨頭健康息息相關嗎？

「骨頭的維生素」指的就是維生素D。與骨骼形成時不可或缺的鈣質代謝（人體內進行的化學反應）有著密不可分的關係。促進小腸的鈣質吸收，協助血液中的鈣質存入骨頭，都是維生素D的重要任務。要是血液中的鈣質不足，就從骨頭中釋放出鈣質，維持一定的血清總鈣量。換句話說，若想以增加骨量來做為脊椎狹窄症的因應對策的話，不僅要直接攝取骨骼成份的鈣質，更要同時攝取能幫助鈣質吸收的維生素D。根據衛福部的建議，成人一天的維生素D標準攝取量是10微克（1微克是百萬分之一公克）。含有**豐富維生素D的食物包括沙丁魚、鯡魚、鮭魚卵、鮭魚等海鮮以及香菇、舞菇等菇類**。

維生素D的另一個特徵，就是曬太陽時就會在人體內進行合成。想增加體內的維生素D，每天到戶外散步20～30分鐘也是不錯的辦法。（勝野浩）

Q116 多攝取一點維生素C會比較好嗎？

脊椎狹窄症是否發病與椎間盤的狀態息息相關。椎間盤失去彈性，椎骨相互擠壓就會造成骨刺。這會讓椎管變窄，壓迫到神經。

雖然造成椎間盤退化的主因是老化，但抽菸會加快老化速度，因為抽菸會讓體內的維生素C大量流失。而椎間盤的主要成分「膠原蛋白」會在人體內進行合成，合成時最不可或缺的養分就是維生素C。尼古丁還會導致血液循環惡化，讓肌肉或韌帶（連接骨頭與骨頭的堅韌纖維組織）變得僵硬。為脊椎狹窄症所引發的慢性腰痛或腳部發麻所苦的老菸槍，第一步要做就是戒菸。

與此同時，也請大量攝取維生素C。檸檬、草莓等水果或是芹菜、花椰菜等蔬菜都含有豐富的維生素C。也可利用市售的維生素C（抗壞血酸）粉。（勝野浩）

Q117 一天要攝取多少蛋白質？

受慢性腰痛折磨的人，也應該多多關注支撐骨頭的肌肉。

能夠增加肌肉量，提高肌力的就是蛋白質。有研究指出，過了40歲之後，每年的肌肉量都會衰退0.5～1％。為了避免肌肉流失，最重要的就是從一天三餐中攝取蛋白質。厚生勞動省建議成年男性一天攝取量為60公克，成年女性則是50公克。

標示食品所含胺基酸份量的指標，名為「胺基酸分數」。最高數值為一百，數值越高就代表其為含有各種胺基酸的優質蛋白質。

黃豆、蛋、牛奶、牛肉、豬肉、雞肉、魚類的胺基酸分數都是一百。雖然很多人上了年紀後就會對肉類敬而遠之，但為了能更有效率地補充優質蛋白質，請適度且均衡地攝取多種蛋白質。飯後喝一杯牛奶，或是將優格等乳製品當成甜點，就能輕鬆增加一天的蛋白質攝取量。（勝野浩）

Q118 除了軟骨成分外，還有哪些營養是有效果的？

為了讓攝取到的營養進入人體內成為骨頭或軟骨的原料，並有效改善血液循環，就必須調整體內環境。其中最受矚目的就是「腸道菌群」。增加腸內好菌，就能大幅提升營養消化與吸收能力。

能增加好菌的食品包括乳酸菌、寡糖、膳食纖維。好菌代表的乳酸菌能增加腸內的比菲德氏菌（又稱雙歧桿菌屬），可從優格、米糠醃漬物、泡菜等發酵食物中攝取。另外，蜂蜜、香蕉、洋蔥等食物則富含比菲德氏菌的原料「寡糖」。

膳食纖維可增加排便量，促進蠕動運動（將內容物先送走的功用），預防便祕，調整體內環境。除了豆類、甘藷、根莖類、香菇等可以增加便意的不溶性膳食纖維外，還可以攝取海藻等水溶性膳食纖維，讓排便變得更加順暢。（勝野浩）

Q119 是否也要善用保健食品？

目前尚無明確的科學證據證實保健食品能改善脊椎狹窄症。但若是無法從飲食中獲取一切所需營養素的話，就可以多加利用保健食品。比方說，目前蔚為話題的蛋白聚糖，不僅具備高保水性，還能提高軟骨的緩衝墊功能、抑制發炎，因此，有些人就是靠它緩解脊椎狹窄症所帶來的疼痛。膠原蛋白是形成皮膚、韌帶（連接骨頭與骨頭的堅韌纖維組織）、肌腱、骨頭、軟骨等的硬蛋白，也具有讓肌膚保持水嫩Q彈的美容效果。能賦予軟骨彈性的軟骨素是黏多糖的一種，有助於骨骼的成長。同為黏多糖的胺基酸具有高度保水效果，能幫助維持關節液或軟骨的水分。

除上述內容外，還有能整頓腸內環境的乳酸菌、促進血液循環或抑制發炎的胎盤素（從胎盤抽出的成分）等保健食品。都可以先試試看，從中找出適合自己的保健食品後，持之以恆服用。（清水伸一）

Q 120
醣類攝取過多也會導致脊椎狹窄症惡化嗎？

肌肉、韌帶（連接骨頭與骨頭的堅韌纖維組織）、軟骨與骨頭裡都含有大量膠原蛋白或軟骨素，纖細卻強而有力，能讓關節的動作變得流暢。

但若長年攝取過多醣類，造成體內糖化，就會衍生出名為ＡＧＥ（最終糖化蛋白）的老化物質。累積在體內，就會加速全身上下的老化。具體來說，會讓肌肉、肌腱、韌帶變得僵硬，軟骨也會失去柔軟度變得脆弱，脊椎的椎間盤也很容易受傷。

糖化更會造成骨頭裡的膠原蛋白劣化，導致骨組織強度下降，演變成骨質疏鬆症造成腰椎變形，成為引發脊椎狹窄症的原因。不過，反過來想，只要能抑制全身的糖化，就能修復關節組織原有功能，也能達到預防、改善疼痛或發麻的效果。

富含醣類的食物，包含白飯、麵包、麵類等主食。為慢性腰痛或雙腳發麻所苦者，用餐時應減少主食攝取量，切換為以肉、魚、蔬菜為中心的飲食習慣。（銅冶英雄）。

第 9 章

針對各症狀因應對策的 14 個疑問

Q121 如何拉長步行距離？

走路時，因足腰出現痠麻或像是被勒緊的疼痛而無法繼續行走的症狀，就是所謂的「間歇性跛行」。若是脊椎狹窄症引起的，只要身體往前傾，稍微休息一下就能繼續行走。但要是走沒多久，發麻或疼痛再次來襲的話，走一小段路又要停下來休息。身體前傾就不會感到發麻或疼痛，是因為椎管被打開，緩解了神經受到壓迫的狀態。因此，為了迅速緩解間歇性跛行症狀，建議大家試試看的就是「**鞠躬薦骨搓揉法**」。走路走到一半感覺快要出現麻、痛等症狀時，請立刻停下來，將會痛的那隻腳往後踩。接著以鞠躬姿勢彎下腰，停個2～3秒。這段時間請輕輕往下搓揉薦骨突起處（請參考左頁示範圖）。將薦骨輕輕往下推，就能讓椎管打得更開。想快點擺脫間歇性跛行帶來的痛苦，拉長每次行走的距離，走路前或散步過程中，請一定要試試看這個方法。（清水伸一）

鞠躬薦骨搓揉法

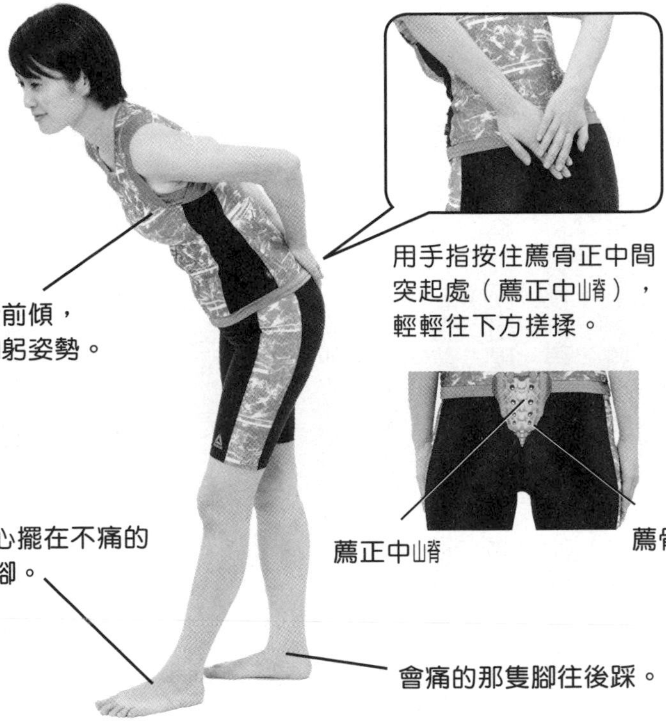
上半身前傾，
呈現鞠躬姿勢。
用手指按住薦骨正中間
突起處（薦正中嵴），
輕輕往下方搓揉。
薦正中嵴
薦骨
將重心擺在不痛的
那隻腳。
會痛的那隻腳往後踩。

①將會痛的那隻腳往後踩。
②兩手往後指尖交疊，擺在臀部上方的薦骨突起處（請參考上圖）。
③以鞠躬姿勢，將上半身往前傾彎腰，按住薦骨突起處，輕輕往下方搓揉。
★按壓 **5** 次，重複 **3** 次。這樣算一組，早、中、晚各做一組。
★走路前或散步過程中進行，就能拉長每次行走的距離。

Q 122

如何快速擺脫「間歇性跛行」症狀？

我推薦為間歇性跛行（走一小段路就要停下來休息的症狀）所苦的患者，能有效拉長背部與腰部的「**蹲坐**」。蹲坐的姿勢，感覺就像在上蹲式馬桶。頭部稍微往前，兩腳打開呈現蹲姿。簡單來說就是「小混混蹲法」，看起來不是很雅觀的姿勢。不過，做這個動作時，稍微前傾的頭部重量，能讓腰部上下拉長，打開腰部骨頭跟骨頭之間的距離（椎間），拉長韌帶（連接骨頭與骨頭的堅韌纖維組織）讓肥厚部分變薄。藉此打開椎管，大幅減緩足腰的發麻或疼痛感。

另外，蹲坐也能伸展連接頭部到腰部以及從兩側腋下支撐脊椎的豎脊肌，不僅能緩解椎管的狹窄問題，還能放鬆腰部周圍的肌肉，緩和神經或血管的壓迫，進一步減輕症狀。事實上，「簡單又能持之以恆」的蹲坐也深受眾多患者的喜愛。（戶田佳孝）

蹲坐

1 雙腳打開，與肩同寬。膝蓋與髖關節彎曲，臀部往下蹲，讓大腿內側與小腿緊密貼合。接著，以拉直腰部或背部的感覺，將頭稍微往前傾。彎起腰，感受腰部或背部慢慢被拉長的感覺，以這個姿勢停住 10 秒。

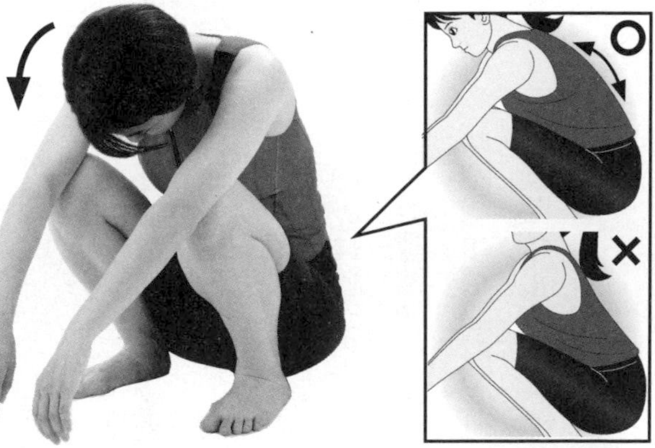

2 雙手握拳，從位於腰圍凹陷處上的脊椎（第 4 腰椎）到臀部縫隙，上下搓揉 20 次。

★**1**～**2**為一組，一天做五組。
因出現間歇性跛行症狀停下來休息時，也可以這樣做。

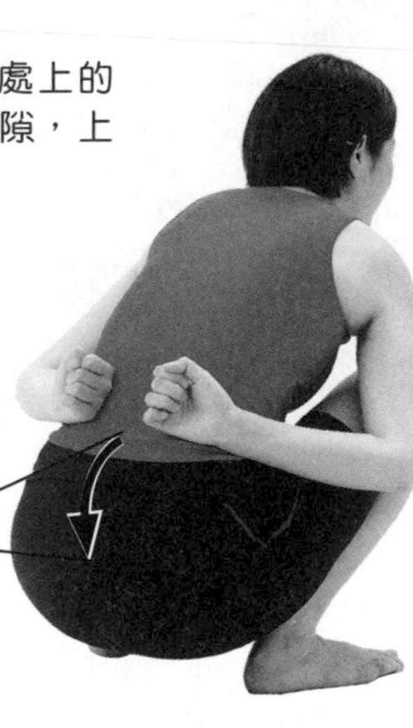

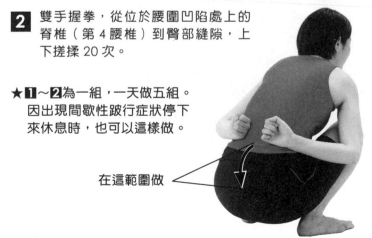

Q123 如何緩解「腰痛」？

就算腰痛或下肢麻痺造成行動不便，但在可以進行日常動作的情況下，千萬不要一直躺著，這樣反而會讓症狀更加惡化。雙腳、腰部靜止不動，反而會讓肌肉流失，削弱支撐腰椎（腰部的椎骨）的力量。這麼一來，身體的重量就會壓到腰椎上，讓椎管變得更窄。在能力所及範圍內，持續家事等日常動作，才能加快恢復速度。

因此，為了能防止腰痛，並且還能持續做些家事等日常動作，希望大家能學會「**趴姿體操**」。可以在能力所及範圍內，鍛鍊髂腰肌、豎脊肌、大臀肌這些支撐脊椎或骨盆的肌肉，高齡者或重症病患也都能做。改善腰痛的效果更是驚人。

只不過，腹部或腰部上下擺動時，千萬不要勉強。無須用力而是要把力氣放掉，慢慢將腰上下擺動。持之以恆是最重要的。習慣之後，一天要做幾次都沒有特別規定，請按自己的步調天天做。（清水伸一）

趴姿體操

1

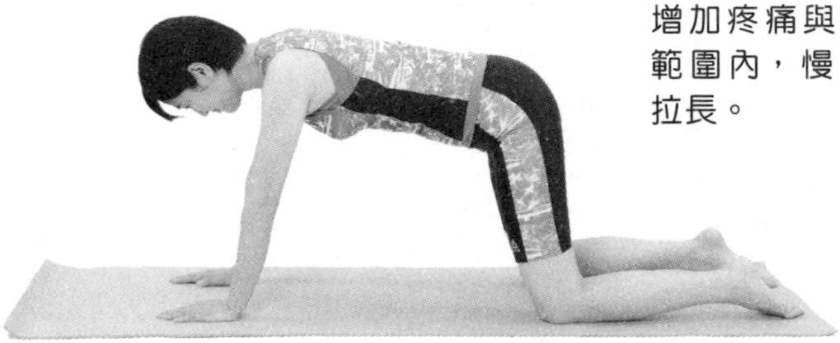

呈現趴姿，在不會增加疼痛與發麻的範圍內，慢慢把背拉長。

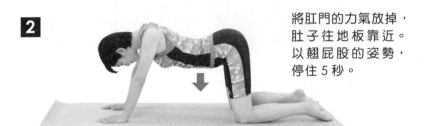

2

將肛門的力氣放掉，肚子往地板靠近。以翹屁股的姿勢，停住 5 秒。

3

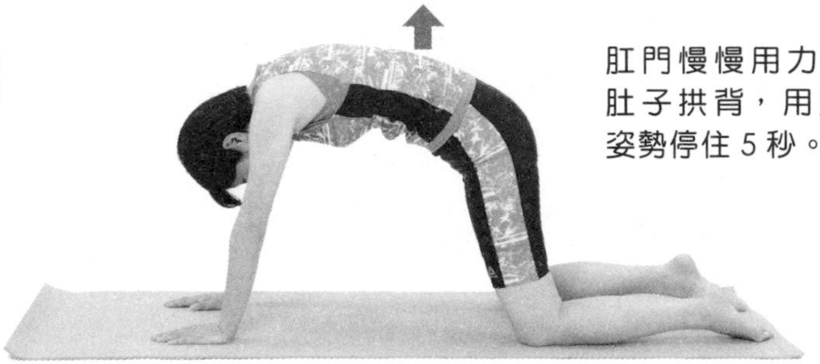

肛門慢慢用力，縮肚子拱背，用這個姿勢停住 5 秒。

★**1**～**3**為一組，早、中、晚各做 **10** 次。

Q124 如何緩解「臀部疼痛」？

從腰部、臀部延伸到大腿的「臀部痛」，患者當中深受其苦的人也不在少數。罹患脊椎狹窄症後，很容易出現前傾姿勢。為了支撐前傾的上半身，臀部或大腿內側的肌肉都必須承受極大的負擔，也因此產生鈍痛感。最麻煩的是放著不管的話，臀部或大腿肌肉就會慢慢變得僵硬，連姿勢都會變得怪怪的。

能有效改善臀部疼痛的方法，就是「**雙手抱單膝**」。進行方式請參考左頁示範圖。手抱單膝時要注意的就是腰不能彎。關鍵在於腰部要緊貼地面，以骨盆為軸心，慢慢將膝蓋拉靠近身體。剛開始做的時候，無須在意將膝蓋拉靠近身體的時間或次數，在不勉強的情況下慢慢做。

雙手抱單膝的動作，坐著也能做。坐在椅子上，雙手抱住一邊的膝蓋，慢慢拉靠近胸部。因為外出等狀況而無法仰躺時，就可以試試看。（清水伸一）

雙手抱單膝

1 仰躺在地，雙腳膝蓋彎曲，
雙腳腳底與雙手緊貼地面。

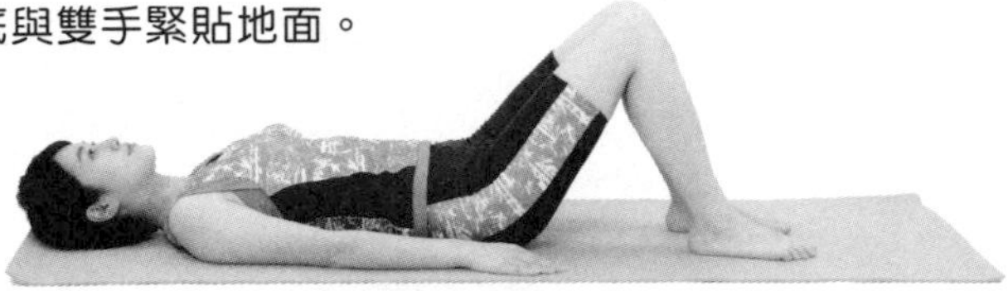

2 雙手繞到單邊大腿內側，抱住膝蓋慢慢拉靠近胸前。維持這個姿勢 20 秒。

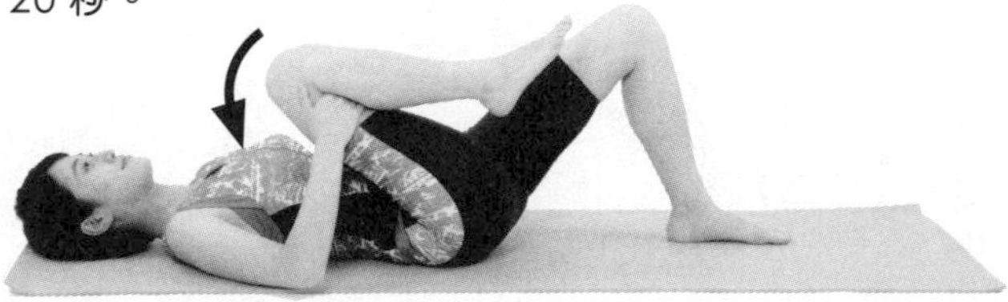

3 慢慢將抱住的腳伸直，
維持 10 秒。

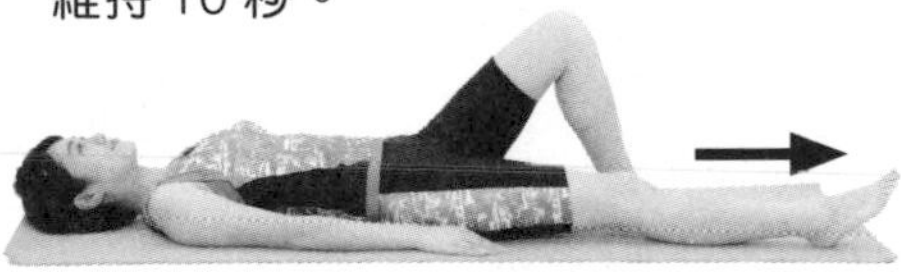

★**1**～**3**的動作重複 **3** 次後，再換腳做 **3** 次。這樣算一組，早、中、晚各做一組。

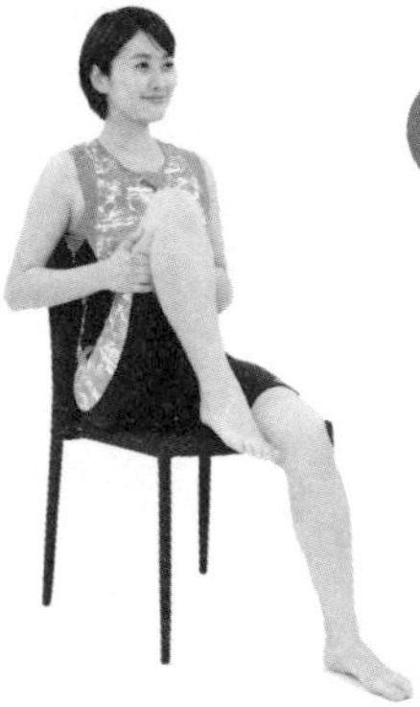

坐著做雙手抱單膝的動作時

★坐在椅子上，雙手繞到單邊大腿內側，抱住膝蓋慢慢拉靠近胸前。腰要維持筆直，上半身千萬不要往前傾。

★因外出或上班而無法仰躺時，就可以試試看。

Q125 如何緩解「大腿疼痛」？

很多不時出現前傾姿勢的脊椎狹窄症患者，都說大腿會痛或出現痠麻。想以前傾姿勢取得身體平衡時，會讓大腿肌肉或韌帶（連接骨頭與骨頭的堅韌纖維組織）持續處於緊繃狀態，因此變得僵硬。

能有效放鬆僵硬的大腿肌肉或韌帶，改善前傾姿勢的方法，就是名為「**三方向鞠躬**」的體操。

三方向鞠躬是坐在椅子上，反覆朝前方、右斜前方、左斜前方三個方向鞠躬，將腰伸展到上半身起身時，不會感到疼痛或發麻的中立姿勢。重複這樣的動作，不僅能將腰椎的活動範圍擴展到各個方向，還能緩和椎管內的神經壓迫。同時也能讓腹肌、背肌、臀部、大腿肌肉都得以伸展。若能透過這個伸展運動讓肌肉或韌帶恢復柔軟度的話，就能有效減緩大腿的痛、痲感。（清水伸一）

三方向鞠躬

1 坐在椅子上，雙腳與肩同寬，做出中立姿勢（繼續往後彎的話，症狀就會跑出來的上半身傾斜角度）。下巴輕輕往下壓。

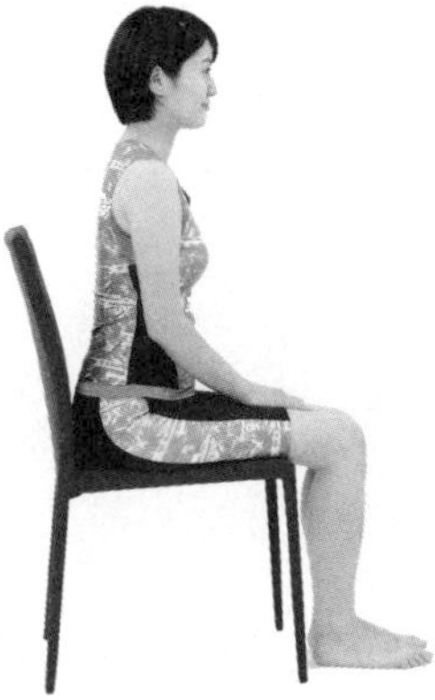

2 一邊吐氣，一邊以鞠躬的姿勢慢慢將上半身往前傾。暫停 3 秒後，再回到 **1** 的姿勢暫停 3 秒。

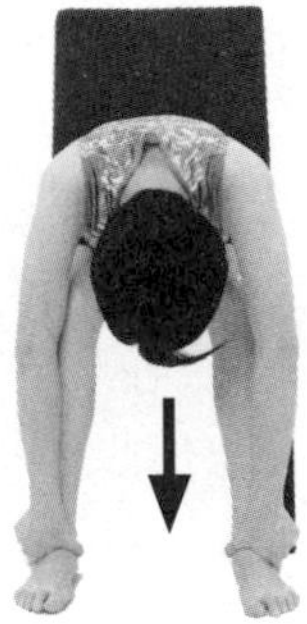

3 一邊吐氣，一邊將上半身朝右斜前方 45 度的方向慢慢彎腰往前傾。暫停 3 秒後，再回到 **1** 的姿勢暫停 3 秒。

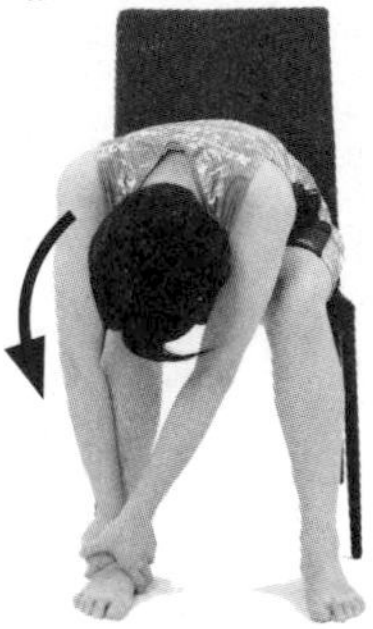

4 一邊吐氣，一邊將上半身朝左斜前方 45 度的方向慢慢彎腰往前傾。暫停 3 秒後，再回到 **1** 的姿勢暫停 3 秒。

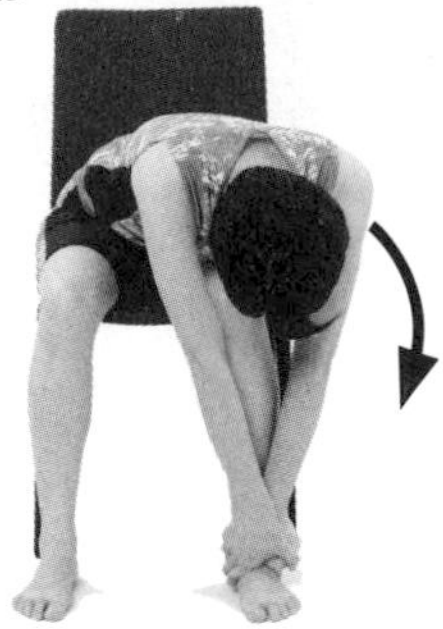

★**2**～**4** 的動作重複 **5** 次為一組，早、中、晚各做一組。

Q 126 如何緩解「小腿疼痛」？

大多數因脊椎狹窄症而時常出現小腿疼痛、發麻或是小腿抽筋的人，小腿肌肉都會變得很僵硬。小腿之所以被稱為「第二心臟」，正是因為其肌肉（腓腸肌與比目魚肌）的收縮與放鬆就像幫浦一樣，在將下半身的血液運回心臟的血液循環中扮演重要角色。小腿肌肉僵硬就會削弱其幫浦功能，造成腰椎（腰部的椎骨）血液循環不良，最後會導致穿過椎管的神經衰弱，引發疼痛或發麻。

若想放鬆僵硬的小腿肌肉，最有效的方法就是「PUSH OFF」跟**「腳尖運動」**。PUSH OFF是以指腹用力按壓僵硬的小腿肌肉3～4秒（PUSH）後再放開（OFF）的指壓法。請用指腹完整按壓會痛的那一隻腳，不要遺漏任何一個位置。10下為1組，一天可以按壓幾組。腳尖運動的進行方式請參考左頁示範圖。就能有效緩解小腿疼痛、發麻，預防小腿抽筋的情況發生。（清水伸一）

腳尖運動

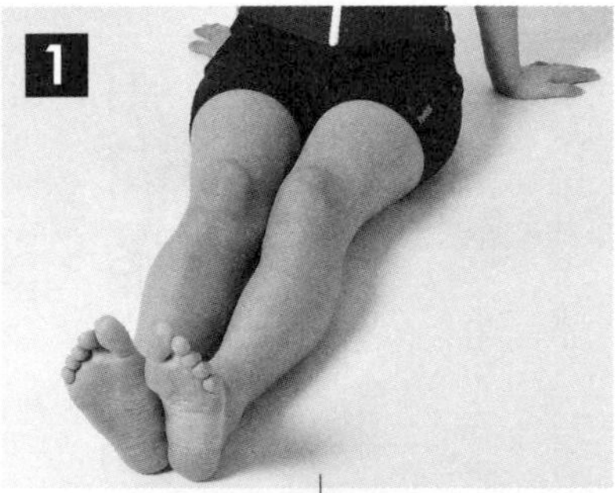

全身放鬆坐在地上，兩手撐在身體後方。兩腳伸直，將腳跟往前伸。

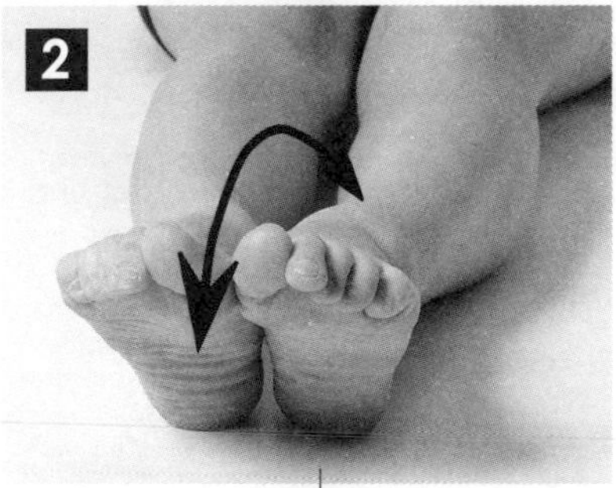

以❶的姿勢，一邊吐氣一邊將指尖向下壓。接著再一邊吸氣，一邊收回腳尖，最後與地板垂直。這個動作重複 10 次。

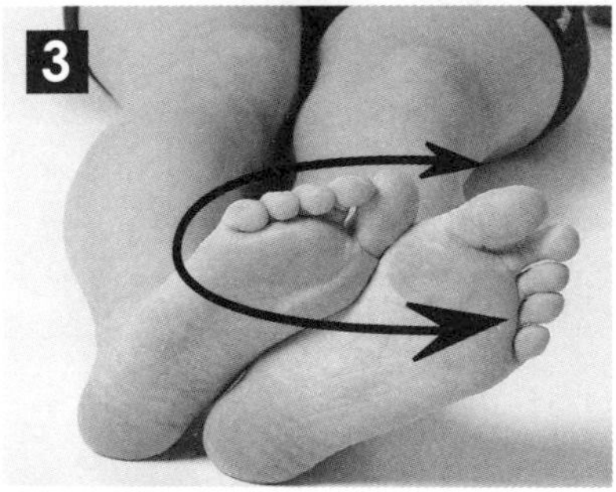

做完❷之後，兩腳腳尖朝順時針方向慢慢轉 10 圈。轉完後，再以逆時針方向轉 10 圈。

★❶～❸的動作為一組，早、中、晚各做一組。

Q127 如何預防「小腿抽筋」？

受到慢性腰痛折磨的人，多半都有膝蓋內側僵硬的問題。這是脊椎狹窄症患者常見的特徵。因此，我都會教出現膝蓋內側僵硬的患者，伸展膝蓋內側的「**碼頭站姿**」。靈感來自昔日的動作片明星會在碼頭邊擺出的姿勢，可以伸展大腿後側的「膕旁肌（後大腿肌）」與小腿腓腸肌。經過實證後，不少患者都能因此改善膝蓋內側僵硬問題，緩解雙腳、腰部的疼痛或痠麻，是一項不錯的自我照顧法。另外，也能預防脊椎狹窄症患者常見的小腿抽筋。

碼頭站姿就是把單腳放在椅子或樓梯上，上半身往前傾，慢慢伸展另一隻腳的小腿跟大腿外側（請參考左頁示範圖）。不能因為某一腳的症狀比較嚴重就只做單邊，這樣會破壞身體的平衡。一定要左右各做10次。（出澤明）

碼頭站姿

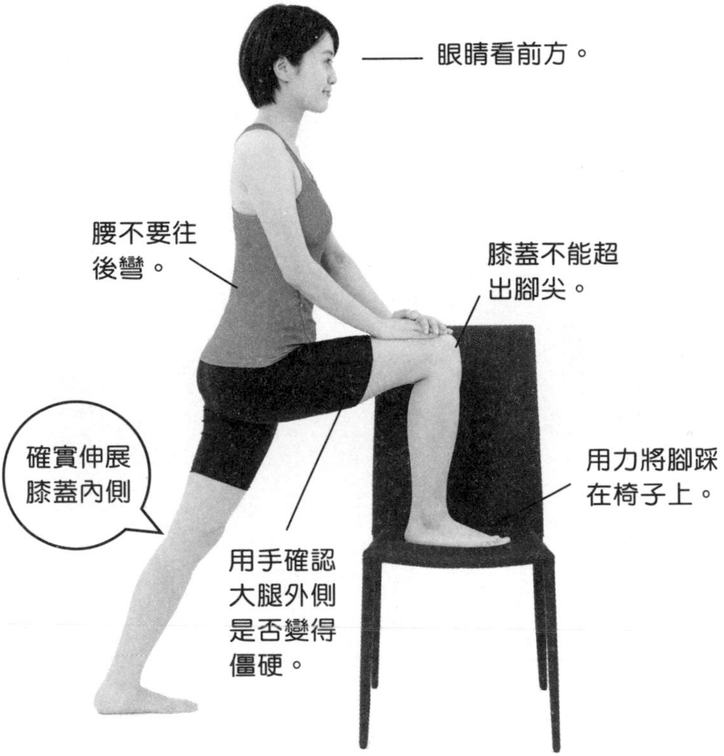
眼睛看前方。
腰不要往後彎。
膝蓋不能超出腳尖。
確實伸展膝蓋內側
用力將腳踩在椅子上。
用手確認大腿外側是否變得僵硬。

1 將一隻腳放在低矮椅子上，雙手放在大腿上。

2 上半身前傾的同時，確實伸展後腿膝蓋內側。用力將腳踩在椅子上是重點。

Q128 如何緩解「腳底感覺異常」？

為腳底發麻或感覺異常所苦的人，可以試試看「**打開腳趾**」的按摩法（請參考左頁示範圖）。此一按摩法是1一開始先仔細按壓（PUSH OFF）腳底，放鬆僵硬的腳底肌肉或韌帶（連接骨頭與骨頭的堅韌纖維組織）。按壓是用指腹輕柔力道按壓腳底再放開的簡單按摩法。一小區一小區慢慢按，整隻腳都要按到。以按壓放鬆腳底後，2抓著腳趾上下活動。3旋轉腳趾，將腳尖和腳跟往上抬。按照這個順序，讓腳趾充分活動。腳踝以下放鬆後，就可以打開腳趾了。4手指跟腳趾緊扣。5手指抓住腳趾，把腳趾打開，藉此刺激腳趾。最後，6仔細按摩腳跟。持續這個按摩法，不但能簡單改善腳底發麻或感覺異常的症狀，還能矯正腳部變形，讓身體平衡變好。減輕腰部負擔，藉此改善脊椎狹窄症的所有症狀。（清水伸一）

打開腳趾

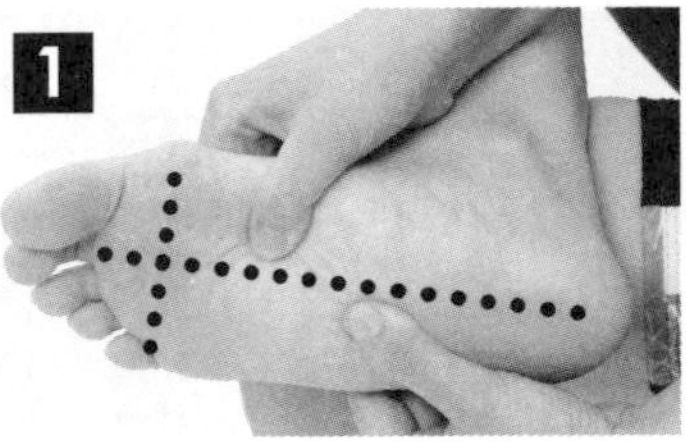

以腳底縱向與橫向弓起處為中心，用大拇指按壓 1 分鐘。

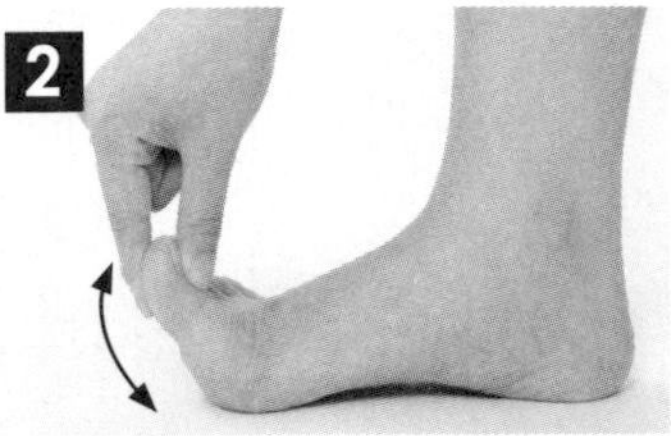

抓住腳趾，上下移動。跟 3 加起來，總共 1 分鐘。

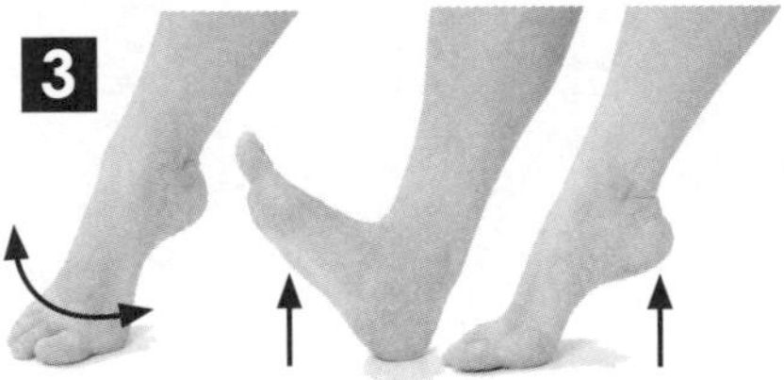

旋轉腳趾，坐在椅子上墊腳尖，腳跟上抬。

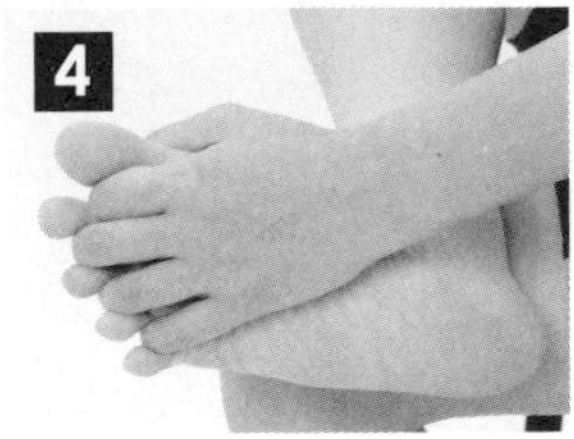

手指跟腳趾緊扣，像握手一樣前後移動。進行 1 分鐘。

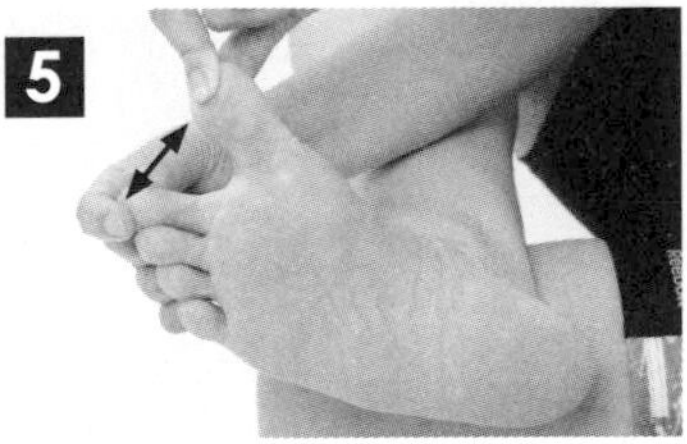

用手將腳趾打開，慢慢按壓 1 分鐘。

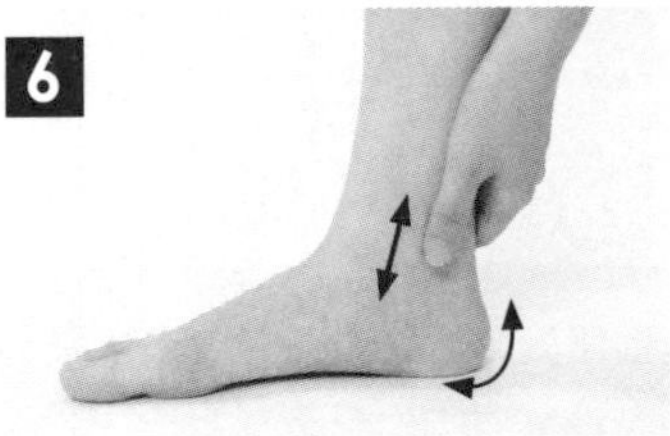

用手上下左右搓揉腳跟 1 分鐘。

★ 1 ～ 6 的動作為一組，一天做一組。

Q129 「臀部跟雙腳發麻」很痛苦。有沒有什麼改善方式？

幫脊椎狹窄症患者看診時，我發現自訴足腰感到發麻或疼痛的人有九成以上都會有無名趾出現扭曲或緊縮的問題，其中又以縮到中趾下方的情況最為常見。我都會建議這樣的病人做「**抓出無名趾**」的動作。做完之後，不少患者都因疼痛或發麻情況獲得改善而感到開心。雖然要看患者狀態，不過一般來說一個禮拜後就會很有感。抓出無名趾這個動作，放鬆的不只有無名趾跟周邊組織，還包括小腿到大腿，因緊貼骨頭而變得僵硬的肌肉。藉此改善脊椎狹窄症引發的痛、麻感。想放鬆肌肉的話，並不是按摩肌肉，而是將沾黏在骨頭上的肌肉揉開才是重點。

（平野薰）

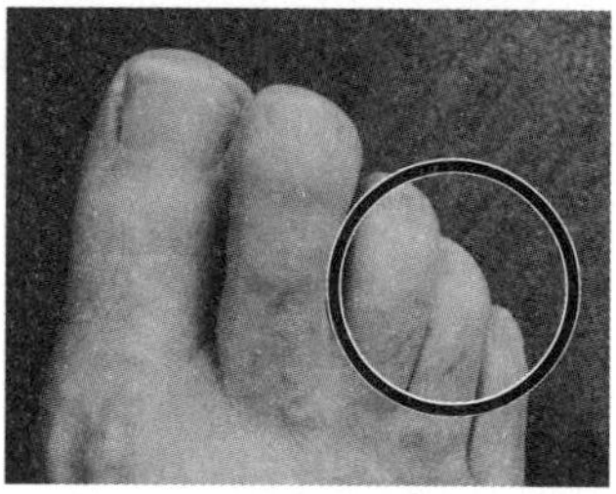

自訴雙腳腰部感到發麻或疼痛的人，多半都會有無名趾出現扭曲或緊縮的問題，其中又以縮到中趾下方的情況最為常見。

抓出無名趾

1

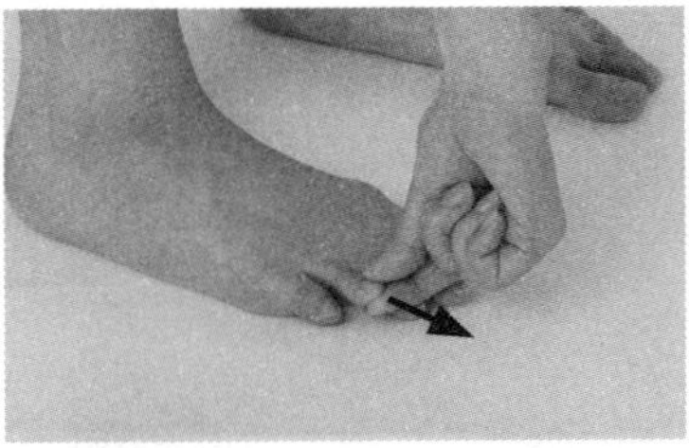

用手指抓住歪曲的右腳無名趾往前拉。這個動作做10次。

2

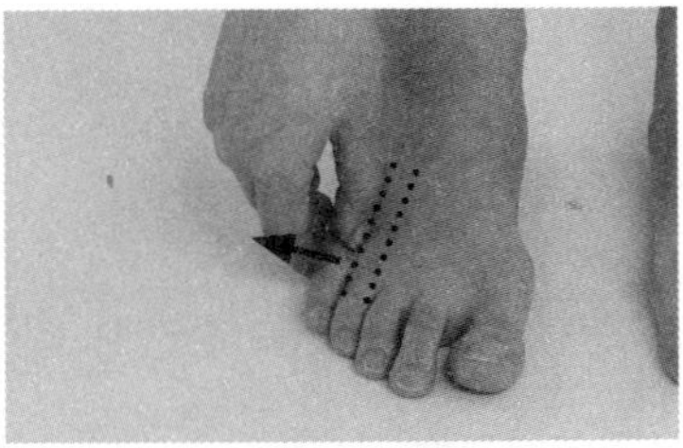

右腳無名趾腳背有條肌腱，用大拇指把這條肌腱往骨頭的相反方向撥開。從腳趾處開始，慢慢撥到腳踝。

3

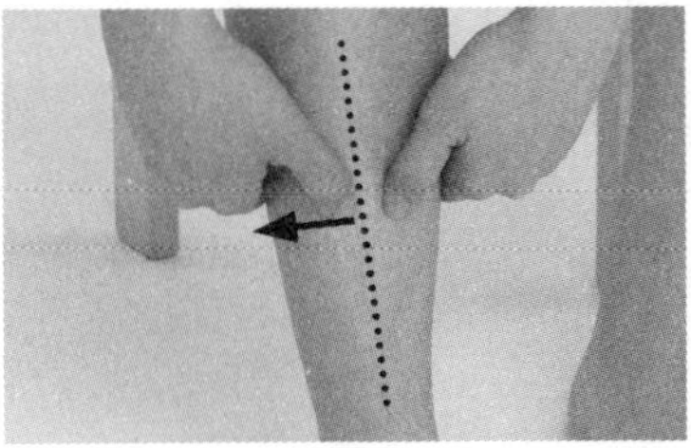

兩手大拇指按住小腿骨外側肌腱，往骨頭的相反方向撥開。從腳踝上面一點點開始，1 公分 1 公分地按到膝蓋下方。

4

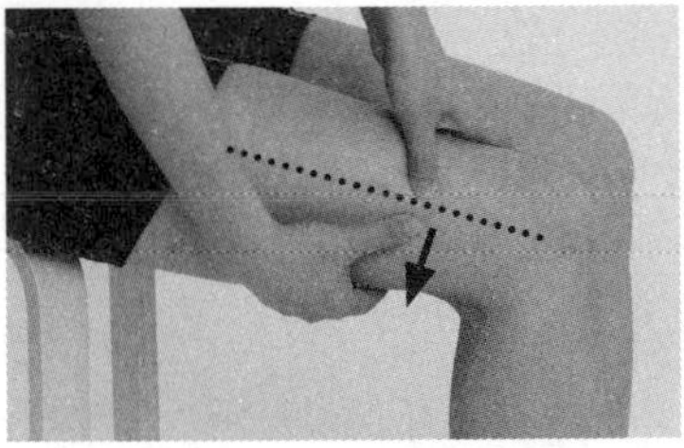

兩手大拇指按住大腿外側的肌肉，用右手大拇指往骨頭下方拉，從膝蓋上面一點點開始，1 公分 1 公分地按到胯下高度。

★左腳也是一樣。兩腿按完**1**～**4**的動作為一組，一天做三組以上，沒有上限。依患者狀態，很多人一個禮拜左右症狀就獲得改善。

Q130 如何改善「漏尿」？

伴隨脊椎狹窄症而來的頻尿、漏尿、便祕等排尿、排便障礙，都是因為穿過椎管的馬尾（位於脊髓末端的末梢神經）受到壓迫所引起的。出現排尿、排便障礙時，雖然必須立刻開刀治療，但手術後漏尿、胯下不適等症狀未見改善的人，也不在少數。

出現這種情況時，除了馬尾壓迫外，另一個可能原因就是骨盆底肌鬆弛。骨盆底肌是包覆骨盆底部的肌肉，不只由下而上支撐著腸子、膀胱、子宮等器官，更透過肌肉的收縮與鬆弛來控制尿液與糞便的排泄。因此，若骨盆底肌衰弱鬆弛的話，就容易引發漏尿、失禁或便祕。推薦給有排尿、排便障礙病人能強化骨盆底肌的「**屁股用力縮**」法（請參考左頁示範圖）。訣竅在於先深吸一口氣，再縮緊肛門。屁股放鬆時則慢慢吐氣。站著做的時候，可以手扶椅背或牆壁避免跌倒。站著會不舒服的人，可以將捲成甜甜圈狀的毛巾放在椅子上，坐在毛巾上做就可以了。（清水伸一）

屁股用力縮

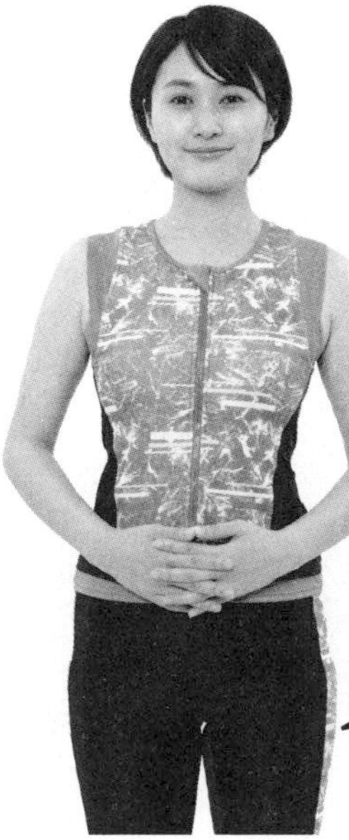

上半身先做出中立姿勢（繼續往後彎的話，症狀就會跑出來的上半身傾斜角度），雙手放在肚子上，來練習肛門收縮放鬆。

肛門收縮 5 秒後，再放鬆，這樣算 1 次，1 組要做 5 次。早、中、傍晚、睡覺前各做一組。

●肛門縮緊放鬆

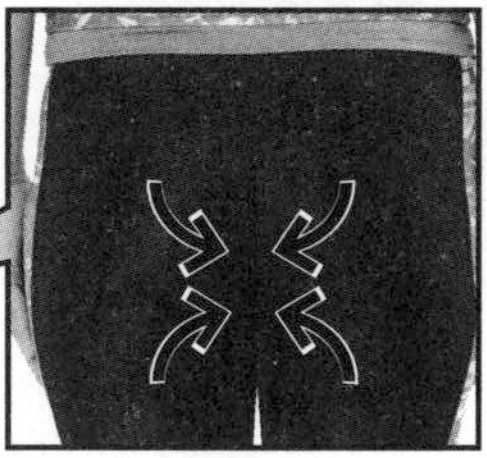

訣竅在於先深吸一口氣，再縮緊肛門。屁股放鬆時則慢慢吐氣。

●高齡者做的時候

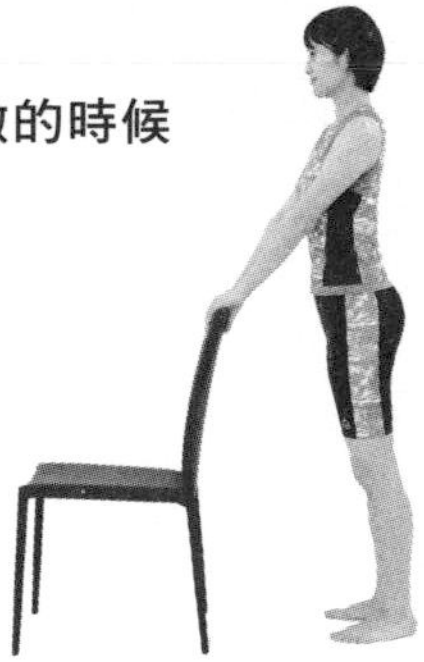

高齡者做這個動作時，可以手扶椅背或牆壁，避免因失去平衡而跌倒。

●打掃

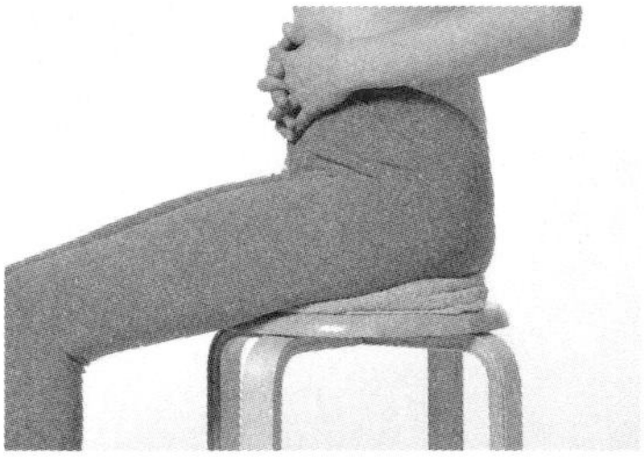

站著做會不舒服的人，可以將捲成甜甜圈狀的毛巾放在椅子上。坐在毛巾上，做起來也會比較輕鬆。

Q131
因「腳趾無力」，讓腳趾無法動彈。有沒有解決方式？

很多脊椎狹窄症患者都有「腳趾使不上力」、「腳尖抬不起來，經常跌倒」等腳趾無力的症狀。出現這些症狀的患者，可以使用讓大拇趾能活動自如的「**腳踝橡皮筋**」。腳踝橡皮筋只要用橡皮筋在腳踝繞個8字。如此一來，就能透過橡皮筋的收縮力拉起大拇趾，提升行走時的穩定性。與腳踝橡皮筋相同原理的腳踝綁帶，在登山界受到廣泛使用。外出時，請務必使用腳踝橡皮筋。在家就把橡皮筋拆掉，行走時就模仿綁著腳踝橡皮筋時的大拇趾動作。（清水伸一）

腳踝橡皮筋的綁法

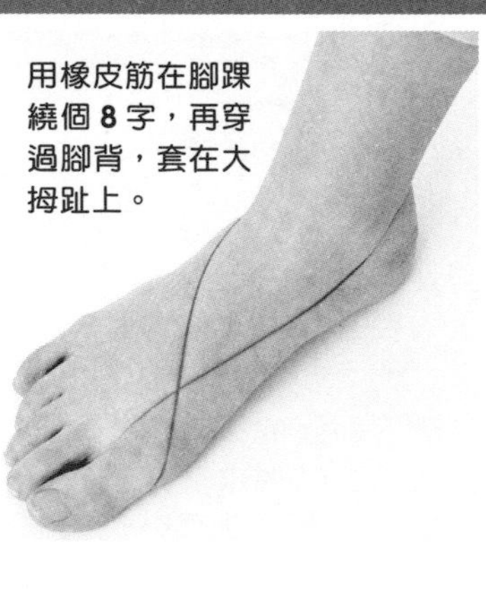

用橡皮筋在腳踝繞個**8**字，再穿過腳背，套在大拇趾上。

Q132 預防「經常跌倒」的走路方式為何？

若腳底出現發麻等感覺異常症狀，就會增加因腳步不穩而跌倒的風險。建議平常走路腳步不穩，走路搖搖晃晃的人，可以試試看Q88介紹的「腳底貼地走路法」。這方法是讓趾尖跟腳跟同時緊貼地面，讓整個腳掌著地。我們的腳底是由拇趾球（大拇趾與腳掌連接處）、小拇趾球（小拇趾與腳掌連接處）、腳跟三點所支撐的。用這個方式就能讓這三點同時著地，增加走路時的穩定度。想預防跌倒，最重要的就是讓腳趾能行動自如。因此，穿五趾襪會比較好。市面販售能讓腳尖自然上抬的止跌襪或預防跌倒鞋，都可以多加利用。（清水伸一）

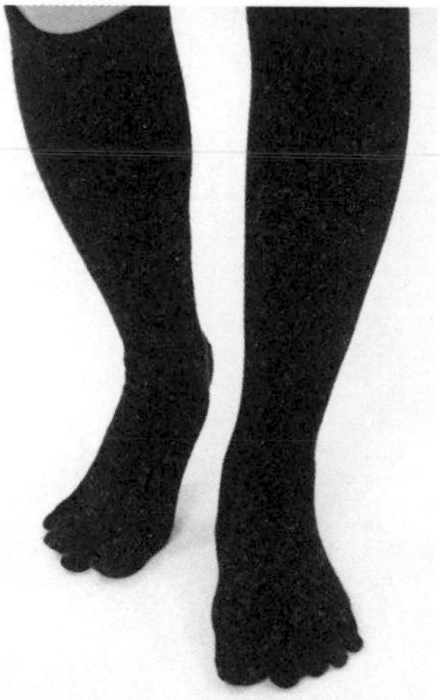

推薦大家穿讓腳趾能自由活動的五趾襪。

Q 133 能有效治療脊椎狹窄症的穴道為何？

如前所述，脊椎狹窄症是極為複雜的疾病。單靠一般療程，是很難治癒的。因此，本院除了西醫治療外，還會根據患者整體狀態，使用能激發其自然療癒力的東洋醫學「漢方藥物」或「針灸治療」。

經治療後，我的病人裡有人學會與脊椎狹窄症引發的疼痛或痠麻和平共處，也有些人因症狀獲得大幅改善而感到開心，更有人因此減輕了西藥引發的副作用，這些都讓我感到無比光榮。本院除了會由針灸師進行針刺穴道的針灸治療或穴道注射外，也會請病人自行按壓穴道，或是將米粒黏在穴道上進行按壓，藉此改善疼痛或發麻情況。脊椎狹窄症的話，主要是刺激左頁示範圖中標示，7處隸屬膀胱系的穴道。以指尖按壓圖示處，感覺會痛，但又很舒服的地方就是穴道。請親自找找看，確認其效果。（清水伸一）

能有效治療脊椎狹窄症的主要穴道

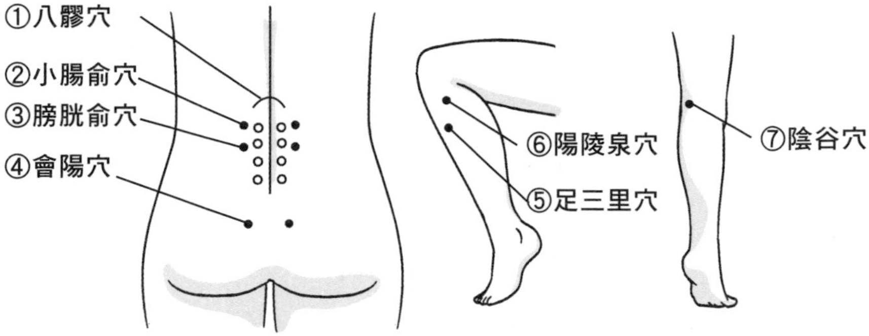
①八髎穴
②小腸俞穴
③膀胱俞穴
④會陽穴
⑥陽陵泉穴
⑤足三里穴
⑦陰谷穴

	穴道	位置	效果
1	八髎穴	位於薦骨中線往左右兩側，約 1.5 根大拇指的位置。由上到下，總共 4 對。	所有腰痛症狀。
2	小腸俞穴	薦骨最上方凹陷處，往外約兩根手指寬的位置。	腹瀉、便祕、腰痛。
3	膀胱俞穴	腰圍最細處往下兩根手指寬，從背部中心往左右兩側約兩根手指寬的位置。	膀胱疾病、腰痛、坐骨神經痛、腹瀉、便祕。
4	會陽穴	肛門上方的骨頭（尾骨）往左右兩側，約一根手指寬的位置。	生殖器、泌尿系統的相關症狀。
5	足三里穴	膝蓋內側凹陷處往下四根手指寬的小腿位置。	消化系統問題、坐骨神經痛。
6	陽陵泉穴	膝蓋外側下骨頭突起處下方的凹陷位置。	膝蓋痛、坐骨神經痛。
7	陰谷穴	彎膝時，膝蓋後側橫向皺褶內的小溝。	婦科疾病、脊髓麻痺引發的排泄障礙、腳部麻痺。

●**刺激穴道的按壓方式**

自行按壓穴道，或是將米粒黏在穴道上進行按壓，藉此改善疼痛或發麻。

Q
134

天氣一冷，症狀就會惡化。如何因應？

脊椎狹窄症引起的雙腳腰部疼痛或發麻，若再加上足腰受寒或血液循環不良等原因，就會進一步惡化。尤其是骨盆正中央的薦骨受寒，就會導致症狀惡化。這是因為薦骨是與下肢相連的神經聚集地。因此，一受寒症狀就會惡化的人，可以試試看用暖暖包溫暖薦骨周邊的「薦骨暖暖包」。不但能促進血液循環，讓身體不再受寒，還能有效改善神經問題。薦骨暖暖包快速有效，有人1～2小時內疼痛或發麻情況就能獲得緩解。冬天外出時，也請以薦骨暖暖包來預防間歇性跛行。（清水伸一）

薦骨暖暖包

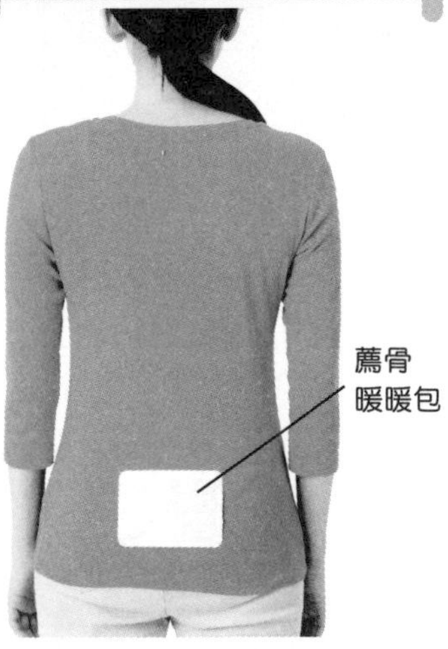

只要隔著衣服將暖暖包貼在薦骨位置即可。有可能會造成低溫燙傷，就寢時請撕下來，也不要長時間貼著。

第10章

關於手術的16個疑問

Q135 考慮動手術的時間點？

脊椎狹窄症患者在出現下逑症狀時，就可以考慮動手術。

●下肢出現劇烈麻痺感（膝蓋無法伸直、腳尖下垂睡不著等）。●膀胱、直腸異常，出現排尿、排便障礙。●因間歇性跛行（走一小段路就要停下來休息的症狀），連10～20公尺都走不完。●肌力明顯下降。

上逑症狀中，與期間無關，一定要動手術的就是因馬尾（從脊髓延伸出來，形似馬尾的末梢神經叢）出問題而引發的排尿、排便障礙。出現上逑症狀時，日本骨科學會明確指出必須在48小時內進行緊急手術。因為時間拖越久，神經障礙就會益發惡化。即便動完刀，也會留下發麻或尿失禁等後遺症。保守療法持續進行3～6個月後，若足腰疼痛、發麻、間歇性跛行都未見改善，經影像檢查後，發現椎管明顯變窄，也可考慮開刀治療。（久野木順一）

Q136 80、90幾歲也能動手術嗎？

脊椎狹窄症患者想開刀的話，幾乎不太會有因年紀大大而無法動手術的問題。近年也研發出不會給患者身體帶來太大負擔的手術方式（內視鏡手術等），即便年紀大也能動手術的案例日益增加。

但若是心肺功能明顯衰退或是罹患重度腎臟病、肝臟病的患者，開刀反而會造成疾病惡化，危害到性命，大部分情況都是無法接受手術的。另外，身體狀況是否能接受全身麻醉，也是考量的重點之一。高齡患者的另一個麻煩是，即便靠手術解決了脊椎狹窄症問題，但神經障礙的症狀卻也難以恢復。並非年紀大就只能放棄手術，先找主治醫師商量才是上策。（清水伸一）

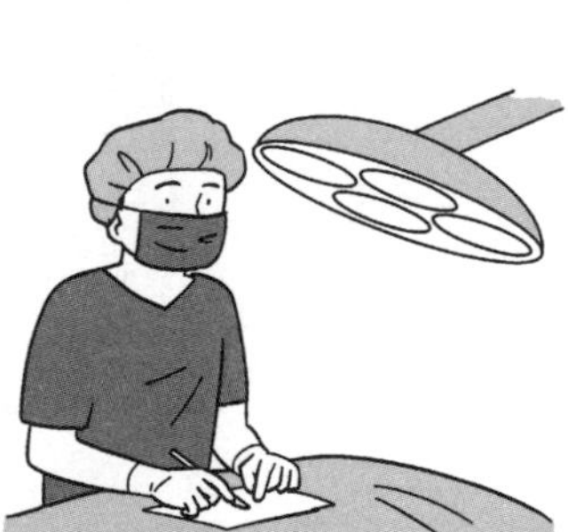

Q137 骨質疏鬆也能接受脊椎狹窄症手術嗎？

骨質密度下降演變為骨質疏鬆後，就會變得容易骨折。尤其是容易引發構成脊椎的椎體受到擠壓的壓迫性骨折，這會造成脊椎變形，插入椎管內，導致神經受到壓迫，引發雙腳腰部疼痛或發麻的脊椎狹窄症症狀。一塊椎體出現壓迫性骨折後，就會造成上下錐體的負擔，導致下一次的骨折。

若脊椎狹窄症是由骨質疏鬆造成的壓迫性骨折所造成的，首先要進行的就是壓迫性骨折的治療。急性期時，可進行穿戴護具或服用鎮痛藥物的保守療法（手術以外的治療方式），進行一段時間後若出現神經症狀，也可考慮以手術治療。

不會因為骨質疏鬆就無法開刀。關鍵就在心臟、呼吸功能、腎臟功能是否能承受全身麻醉風險的內科全身狀態。（吉原潔）

Q138 開完刀之後，脊椎狹窄症就能完全康復了嗎？

脊椎狹窄症手術的目的是解決造成足腰疼痛或發麻的椎管內神經壓迫問題。並非治療隨年紀增長的腰椎（腰部的椎骨）退化，**所以症狀並不會通通消失**。這點希望大家能理解。最容易獲得改善的是步行等身體動作或姿勢所造成的下肢劇烈疼痛或**間歇性跛行**（走一小段路就要停下來休息的症狀）。另一方面，較難改善的就是發麻。因壓迫而受傷的神經，靠手術排除後，也要花很長的一段時間恢復。要是連躺著不動都會出現麻、痛感的重症，就算開刀也不見得能改善。

雖然可以透過手術消除神經壓迫引發的疼痛，但若是背肌或腹肌衰退所造成的症狀，就很難獲得改善。舉例來說，早起時、起身時會腰痛，長時間站著或坐著會傷到腰等症狀。想改善的話，就必須搭配背肌或腹肌的運動療法。（久野木順一）

Q139 都開完刀了，為什麼還是會有發麻的感覺？

結束脊椎狹窄症手術後，大部份人的雙腳腰部疼痛或間歇性跛行都能有所改善，但還是會留下痠麻感。這是因為神經過度損傷，神經無法立即恢復，必須花很長一段時間進行療養。長時間在狹窄的椎管內受到壓迫的神經，就算靠手術解決了壓迫問題，也不可能立刻恢復原本的狀態。為了避免此一情況，最重要的就是要事先請教醫師詳情，了解神經恢復所需時間後，再來動手術。另外，針對手術後留下的痠麻感，可服用促進神經修復的維生素B_{12}製劑等藥物。

除此之外，發麻也可能不是脊椎狹窄症，而是腳部動脈硬化（血栓閉塞性脈管炎或柏格爾病等）所引起的。尤其是高齡患者裡，很多人都有腳部動脈硬化的問題。若遇到這種情況，要改善發麻症狀，就必須治療導致發麻的疾病。（清水伸一）

Q140 有辦法找到開刀技術好的醫師嗎？

不只脊椎狹窄症，任何手術都有風險。對想動手術的患者來說，最重要的就是要抱著「慎選醫師藉此提高手術成功機率」的心態。若想找手術經驗豐富、技術高超的專業醫師，不妨參考刊登在日本骨科學會官方網站（www.joa.or.jp）上的「脊椎內視鏡下手術、技術認證醫師名單」。

官網名單上介紹的醫師，不只是專業骨科醫師，也取得了脊椎脊髓醫師資格，通過嚴格的術科考試，成為脊椎內視鏡下手術、技術認證醫師。日本全國約有2萬名骨科醫師，取得此一資格的不到1％。能通過這高門檻，其開刀技術無庸置疑。

（出澤明）

Q 141
手術會有危險嗎？

進行脊椎狹窄症手術時，為了取出壓迫神經的骨頭或韌帶（連接骨頭與骨頭的堅韌纖維組織）等組織，動刀的位置會很靠近神經，所以需要高超的技術或經驗。手術時都會確保基本安全，但每位患者的狀況不同，技術再高明的醫師，也不能保證百分百成功。另外，手術後也有可能會出現併發症或後遺症。許多併發症都是暫時性的，症狀會逐漸減輕，進行適當處理就能恢復。不過，也有極少數患者會出現嚴重後遺症。最重要的就是無須過度畏懼手術，抱持任何手術都會有其危險性的正確認識。

跟切除胃、腸這類消化器官的手術相比，此手術對身體的侵入性較低，出現併發症的機率也不高，可以說是相對安全的手術。不過，糖尿病患者手術後容易出現併發症，因此開刀前要遵從醫師指示，降低血糖值是很重要的。（久野木順一）

Q142 醫師建議要開刀，我應該尋求第二意見嗎？

不只脊椎狹窄症，無論是哪種疾病，都必須有了充分認識後再來接受治療。要是無法認同主治醫師的說法，認為還有更好的治療方式，也可以請教第二位醫師的意見。不必擔心主治醫師會因此耿耿於懷。主治醫師也希望患者充分理解後，再來接受治療。

尋求第二意見時，可以請主治醫師幫忙填寫記載相關就診資訊的介紹信，並帶著影像檢查結果與相關資料，前往提供此一服務的醫療機構。最後決定要在第二家醫院接受醫師建議的治療方式，還是回去找原本的醫師，就看你如何抉擇。不過，也不需要一味尋求其他醫師的意見。（吉原潔）

Q 143

手術前要跟醫師確認哪些事項？

聽到醫師建議要動手術時，大多數患者都會有所遲疑。無法理解醫師以艱澀的專業用語所進行的解說，搞不清楚自己的症狀到底有多嚴重，而感到不安的患者也不在少數。若醫師建議開刀的話，可以把下列十件事寫下來，診療時一一進行確認。

不過，手術、住院費用這些細節，醫師本身可能也不太清楚。問醫事課或出納櫃檯，可能會比較清楚。住院所需物品或家屬探視時間，就請教護理人員。（吉原潔）

手術前要確認的十件事

❶ 手術的達成目標與期待的效果？
❷ 不動手術的話會有什麼結果？
❸ 有沒有開完刀還是無法治好的症狀？
❹ 手術方式跟選擇此方式的理由？
❺ 具體的手術方式與手術部位？
❻ 術後的疼痛程度？
❼ 手術風險（併發症）與發作頻率？
❽ 何時能恢復、恢復所需時間、術後回診情況？
❾ 麻醉方式？
❿ 手術前後的禁止事項？

Q144 脊椎狹窄症的手術方式？

脊椎狹窄症手術可分為「減壓手術」與「固定融合術」兩種。兩種手術都有各式各樣的進行方式。會依椎管的狹窄程度與周邊骨頭狀況，選擇不同的手術方式。

減壓手術分成傳統切開術、顯微鏡手術以及內視鏡手術三種。依醫師技術，會有各式不同的減壓手術可供選擇。只要在充分安全的狀態下，進行適當且足夠的減壓，不管是哪種手術方式，都能獲得不錯的結果。研究指出即便是重度脊椎狹窄症患者，單靠減壓手術就有八成以上的患者能獲得改善。

目前的減壓手術都是以將骨頭削除範圍縮到最小的「半椎弓開窗術」、「椎弓形成術」為主。從造成狹窄的椎弓（椎骨背側部分）裡，取出與壓迫有關的骨頭與黃韌帶，盡可能保留椎弓的手術方式，對患者的負擔較小，隔天就能下床走路。看手術方式與醫療機構，大約一週就能出院。

動完減壓術後，以鋼釘固定腰椎的方式就稱為「固定融合術」。一般來說，不會只進行固定，而是要「減壓＋固定」。腰椎不穩定、腰椎滑脫症、椎管外狹窄、上部腰椎（第1～3節腰椎）狹窄等，都適用固定融合術。（吉原潔）

什麼是減壓手術、固定融合術

減壓手術
半椎弓開窗術、椎弓形成術

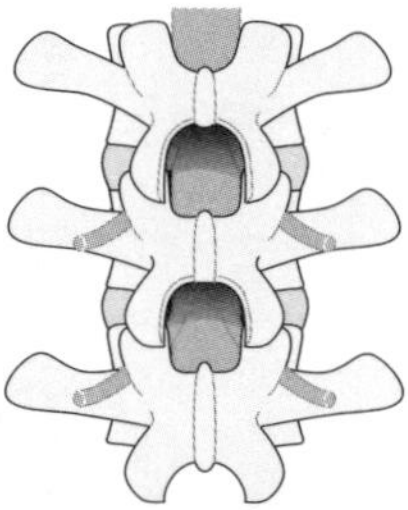

將部分椎弓或韌帶切除，清除受壓迫部分。

脊椎狹窄症手術中最常見的手術方式。又稱為「開窗術」、「椎弓形成術」。從造成狹窄的椎弓（椎骨背側部分）裡，取出部分壓迫到神經的骨頭與黃韌帶，盡可能保留椎弓的手術方式。

固定融合術

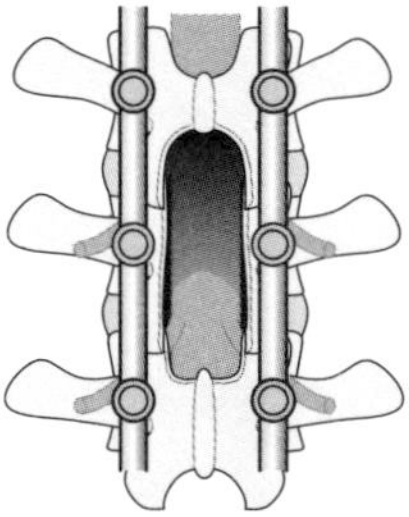

切除椎弓取出造成壓迫部分，再以金屬鋼釘固定。

若椎管有多處變窄或是因腰椎滑脫症、隨年紀增長導致椎間關節退化，造成脊椎不穩定的人，以減壓術清除壓迫神經的骨頭或韌帶後，使用金屬鋼釘等固定在椎骨與椎骨之間。

Q145 脊椎硬脊膜內視鏡是什麼樣的手術？

脊椎硬脊膜內視鏡是麻醉科或疼痛外科，針對神經根型脊椎狹窄症患者進行的全新手術方式。用極細的內視鏡插入椎管，觀察引發疼痛的神經與組織的癒合情形，再注入局部麻醉劑或類固醇（副腎皮質荷爾蒙）來消炎。

有別於以往的脊椎狹窄症手術，脊椎硬脊膜內視鏡不需要將身體切開或是把腰椎（腰部的椎骨）削掉。因此，不會對身體造成太大負擔，支撐身體的同時，也讓症狀慢慢恢復，幾乎不需要復健。手術時間要看患者的狀況，大多都是1個小時左右。手術後到拆線，可能需要住院幾天，最多一個禮拜。

腰椎變形程度較輕，讓內視鏡能順利插入椎管，是進行脊椎硬脊膜內視鏡手術的必要條件。（五十嵐孝）

Q146 因為有其它疾病無法開刀，有適合我的手術嗎？

無需全身麻醉只要局部麻醉的脊椎狹窄症手術，就是我研發的全新內視鏡手術「PEVF」（經皮腰椎內視鏡手術）。PEVF是將靠近脊椎外側的側腹皮膚切開後，從斜後方朝患部插入直徑約8公厘的管子，取出壓迫到神經的骨頭或韌帶。跟目前主流的內視鏡手術「MEL」（內視鏡下椎弓切除術）相比，因距離患部較遠，手術難度較高。但因為能使用內視鏡、鑽頭等小型器具，開刀後的傷口較小，也不會那麼痛。因此，只需要局部麻醉。以局部麻醉方式進行手術，對患者來說好處多多（請參考左頁示範圖）。不過，手術難易度為最高級，能在局部麻醉下進行脊椎狹窄症內視鏡手術的醫師，目前日本只有三位。若想接受手術，就得等上很長一段時間。因此，德島大學為了推廣PEVF，正在進行脊椎專科醫師的相關研習，共有超過20間的大學參加。再過幾年，能進行PEVF手術的醫師就會增加。（西良浩一）

與傳統內視鏡手術的差異

●新內視鏡手術「PEVF」　●目前主流的內視鏡手術「MEL」

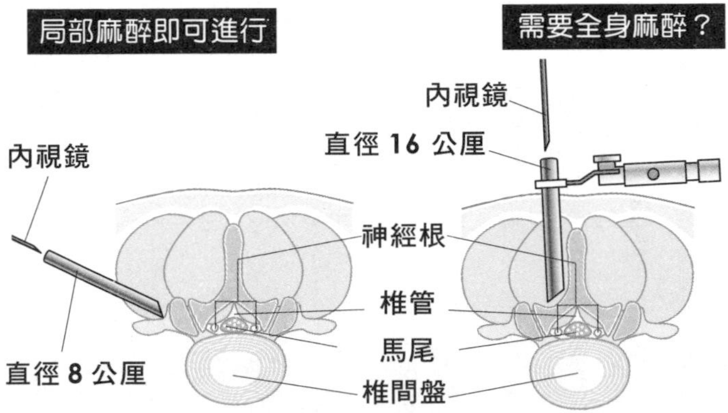

局部麻醉即可進行
需要全身麻醉？
內視鏡
直徑 16 公厘
內視鏡
神經根
椎管
馬尾
椎間盤
直徑 8 公厘

局部麻醉的新內視鏡手術「PEVF」特徵

優點

- 適用於高齡者等不適合全身麻醉的人。
- 能大幅降低全身麻醉所引發的術後併發症風險。
- 傷口較小，手術當天就能下床走路。
- 手術中，患者還有意識。傷到神經的危險性較低。
- 手術時不需要插管幫助呼吸。
- 住院時間短（住附近的隔天就能出院。住比較遠的，**4** ～ **5** 天就能出院）。

缺點

- 因為要在小範圍內減壓，需要高超技術。
- 只有一小部分技術熟練的醫師才能動刀。
- 手術範圍有限（僅限狹窄症狀出現於神經周圍的神經型，馬尾型不適用）。
- 一次只能清除一個椎間。

Q 147 出院後的生活方式？

剛出院時，只能做一些輕鬆的工作。會造成腰部負擔的，等手術結束後3個月再說。這段期間，除了睡覺時間以外，都要把護具戴好。3個月後，就可以慢慢做些運動或粗重工作。出院後兩周要回診一次，之後只要1～3個月回診一次即可。

手術後症狀消失，並不代表腰椎（腰部的椎骨）返老還童。無論是腰椎手術部位，或是目前沒有任何症狀的其它部位，都會隨著年齡的增長而逐漸退化。因此，動完手術後，要想辦法延緩這會隨年齡增長帶來的退化。

加速腰椎退化的最大原因就是造成腰椎過度負擔以及長時間維持同一個姿勢。日常生活一定要盡量避開這些惡習。彎腰的動作或是頻繁搬運重物的工作，都要盡量避免。掌握以上原則，盡量不要動得太頻繁或是過度運動，控制體重並隨時注意身體狀況。（久野木順一）

Q148 手術後該進行什麼樣的運動療法？

手術後，不只腰部、腳部，就連腹部跟背部的肌力都會衰退。尤其是高齡者，只要整天躺在床上，肌力就會瞬間流失。因此，可以嘗試以足腰為中心，同時提升腹部與背部肌力的術後復健方式「靠牆深蹲」（請參考下一頁的照片）。

靠牆深蹲正如其名，是利用牆壁進行的簡單深蹲。再配合腹式呼吸，不只腹肌、背肌，還能鍛鍊到大腿前側的股四頭肌。尤其股四頭肌的功能是伸膝屈髖，能鍛鍊到這塊肌肉是很重要的。靠在牆壁上，就能避免跌倒。實際做做看，會發現做沒幾下，額頭就會開始冒汗。這樣的強度剛剛好。一開始，將背緊貼牆壁。可以利用牆角，增加身體的穩定性。習慣之後，可以不要靠牆，藉此增加運動強度。（湯澤洋平）

靠牆深蹲

1

臀部與左右
腳跟貼緊牆
壁站好。

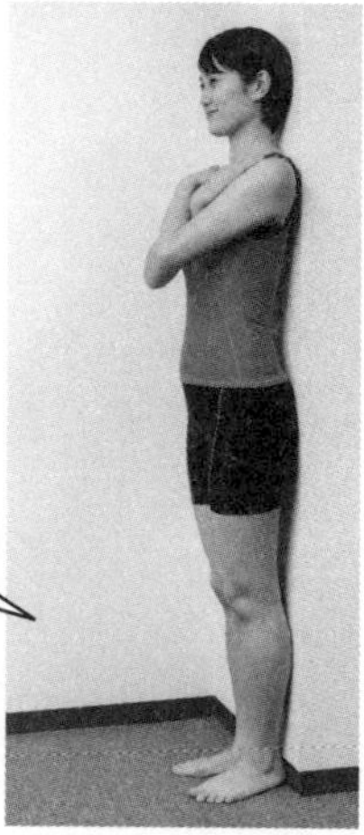

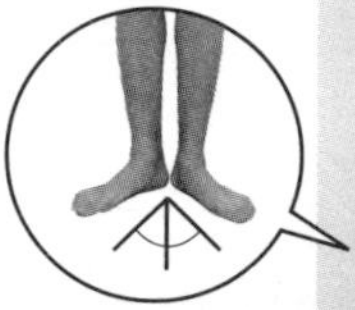

雙腳往外打
開 45 度。

2

朝腳尖方向，
往前跨半步。

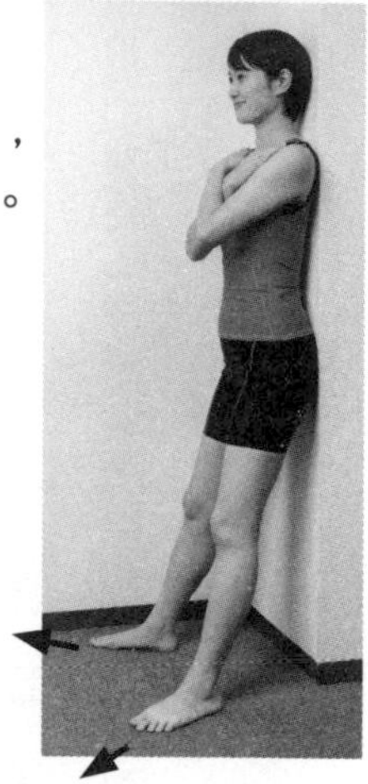

3

臀部緊貼牆壁，身體
往前傾。慢慢吐氣，
縮小腹，停留 5 秒。
膝蓋不要超過腳尖。
5 秒後，再挺直腰桿
恢復 2 的狀態。

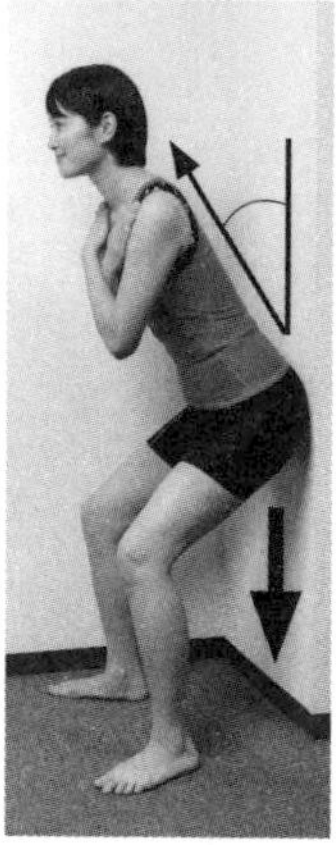

★回到**2**的姿勢後再到**3**，
重複 **5** ～ **10** 次左右。

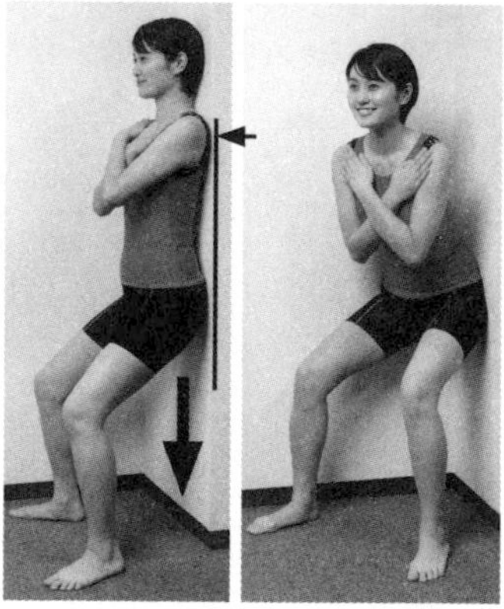

緊貼牆面或利用牆角，就能
進行負擔較小的靠牆深蹲，

Q149 因相關後遺症必須再次開刀的機率有多高？

無法避免的手術後遺症，就只有手術後留下的傷痕。但若神經根（從脊椎朝左右分枝出去的神經根部）或馬尾神經（從脊髓延伸出來，形似馬尾的末梢神經叢）障礙持續惡化，就算進行過適當手術，疼痛或發麻也不會消失，肌力仍會持續下降。脊椎狹窄症手術後再次復發的病人還不少。有報告指出，術後5年的復發率超過10％，8年以上則有約20％的患者要再次動手術。就算動過手術，隨年齡增長造成脊椎或其周邊組織退化變形，經過一段時間後，神經就會再次受到壓迫，在其它部位出現全新的神經壓迫問題。

不過，也不能因為這樣就不動手術。若必須動手術的重度症狀，持續1年以上，就無法靠手術完全康復了。一定要早期治療。（久野木順一）

Q150 手術費用大概多少？有醫療補助嗎？

手術費用會根據手術種類或內容天差地別。住院時間也取決於手術種類或患部狀況，術後恢復狀況也會有所差異。雖然無法一概而論，但一般來說，減壓手術的手術費用與住院1週～10天，需花費70～100萬日幣。若有多處狹窄部位，手術費用也會有所不同。健康保險會給付，因此實際上自行負擔的費用只有1～3成，約20～30萬日幣左右。固定融合手術的費用與1～2週的住院費用，大約是150～450萬日幣，自費部分約50～150萬日幣。固定融合手術費用高，是因為支撐腰椎（腰部的椎骨）的醫療器具都很昂貴。（吉原潔）

※編註：在台灣脊椎微創手術使用的骨釘和椎間融合器等，只要審查核准後都有健保給付。而有些醫材健保尚未給付，是否需使用自費醫材，則可多方諮詢不同的醫師後再決定。

多專科名醫群簡介 ① ※依回答順序

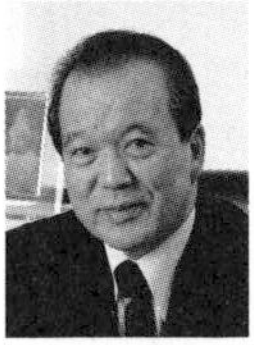

菊地臣一醫師

福島縣立醫科大學常任顧問兼福島國際醫療科學中心專任顧問

福島縣立醫科大學骨科教授。擔任3任共9年的福島縣立醫科大學理事長兼校長後，轉任常任顧問。專業為脊椎、脊髓外科。ISSLS（國際腰椎學會）成員。

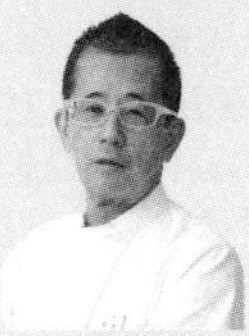

清水伸一醫師

清水骨科診所院長

為脊椎狹窄症患者的日常生活提供建議，以貼近患者的治療方式深獲好評。前埼玉醫科大學綜合醫療中心骨科講師。日本骨科學會專科醫師。AKA 指導醫師。

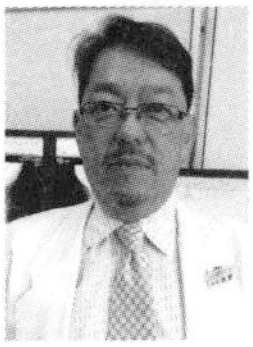

勝野浩醫師

HIRO 骨科診所院長

擁有哈佛大學留學經驗，以看得到結果的治療為目標的骨骼代謝專家。日本骨科學會專科醫師、運動障礙症侯群顧問醫師以及復健認證醫師。

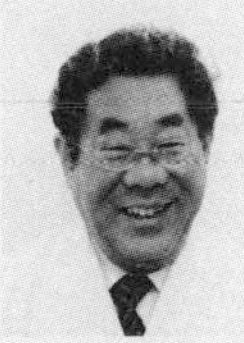

寺本純醫師

寺本神經內科診所院長

神經內科，以頭痛、暈眩治療見長。十分了解頸椎、腰椎疾病、帕金森氏症、腦梗塞。日本神經學會專科醫師、日本頭痛學會專門醫師、日本內科學會認證醫師。

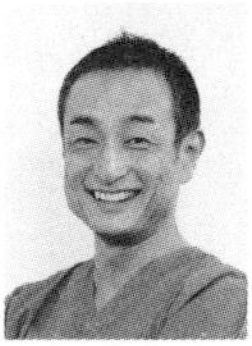

吉原潔醫師

ALEX 脊椎診所院長

脊椎狹窄症、椎間盤突出等，脊椎內視鏡手術的專家。前帝京大學溝口醫院骨科講師。日本骨科學會脊椎內視鏡下手術、技術認證醫師。

多專科名醫群簡介 ②　※ 依回答順序

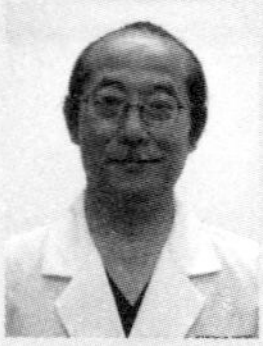

內田毅醫師

內田毅診所院長

脊椎外科專科醫師，針對腰痛、下肢發麻、步行障礙等，進行積極性保守治療。日本骨科學會專科醫師及脊椎脊髓病醫認證醫師、日本脊椎脊髓病學會脊椎脊髓外科指導醫師。

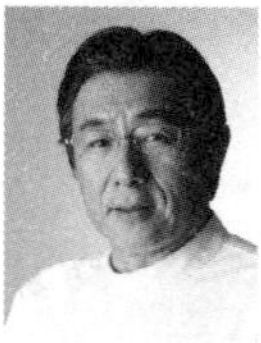

久野木順一醫師

日本紅十字醫療中心
脊椎科顧問

專業為脊椎外科。日本骨科學會專科醫師、ISSLS（國際腰椎學會）成員、日本脊椎脊髓病學會評議委員、腰痛論壇顧問等活躍於各領域。

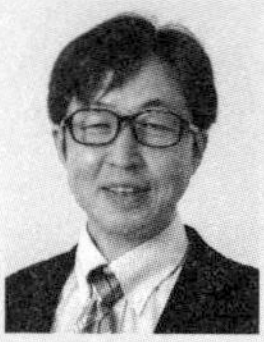

銅治英雄醫師

御茶水骨科機能復健診所院長

骨科運動療法專家。東京醫科齒科大學兼任講師。日本骨科學會專門醫師、脊椎脊髓認證醫師。日本復健醫學會專門醫師。

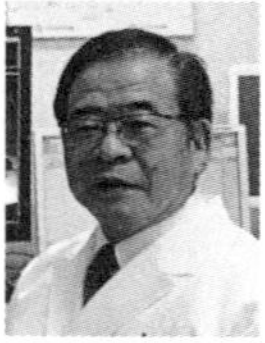

河西稔醫師

藤田醫科大學榮譽教授
安藤醫院疼痛門診中心長

日本疼痛門診學會榮譽會員。藤田醫科大學榮譽教授、醫療法人宏德會安藤醫院榮譽院長、日本麻醉科學會指導醫師、日本疼痛門診學會專科醫師、漢方專科醫師。

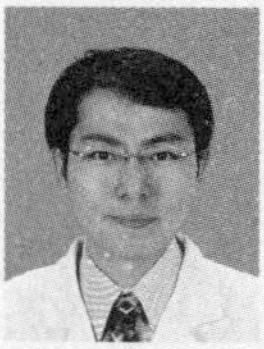

竹谷內康修醫師

竹谷內醫院脊骨神經醫學中心院長

骨科醫師、手療師。以手技療法進行腰痛、腰部脊椎狹窄症、頸部疼痛等治療。日本骨科學會會員。日本手技療法協會（JAC）會員。

多專科名醫群簡介 ③ ※依回答順序

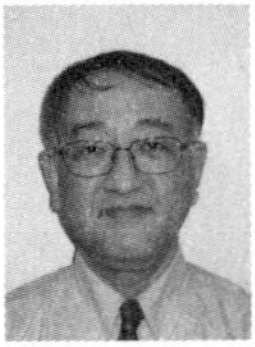

北原雅樹醫師
橫濱市立大學附屬市民綜合醫療中心
疼痛門診診療教授

曾於全世界第一家疼痛治療中心「華盛頓州立華盛頓大學疼痛門診」留學。專門治療一般療法無法呈現效果的慢性難治性疼痛。

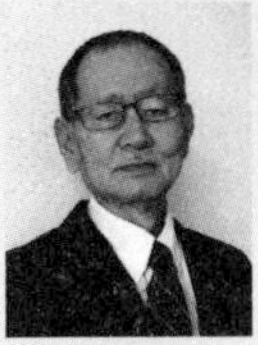

加茂淳醫師
加茂骨科醫院院長

認為腰痛的真正原因是肌肉痙攣，以此研發出的治療法拯救過眾多腰痛患者。是疼痛難民們的救世主。日本骨科學會專門醫師。

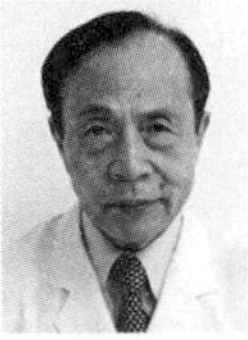

住田憲是醫師
望診所院長

專業為骨科領域的「疼痛」，並朝 AKA 博田法為中心的診療與治療邁進。日本 AKA 醫學會認證醫師、指導醫師、日本骨科學會專科醫師、日本復健醫學會臨床認證醫師。

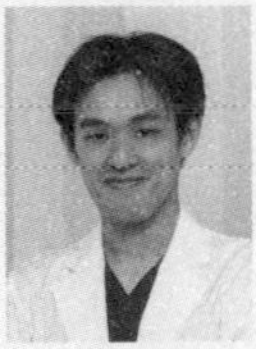

奧野祐次醫生
奧野診所總院長

慶應義塾大學醫學系畢業後，便以放射線科醫師的身分，持續進行血管內治療與病態血管新生的研究，因而研發出專門針對運動器官疾病的血管內治療。曾擔任江戶川橋醫院運動器官導管中心長，目前為奧野診所的總院長。

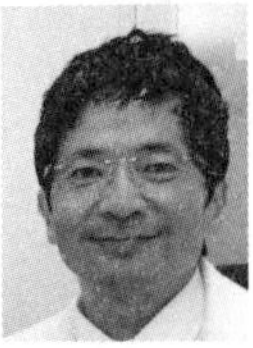

戶田佳孝醫師
戶田骨科風濕科診所院長

長年來持續研究不開刀就能治療變形膝關節症（保守治療）的方法。2004 年以腳底板研究成為史上唯一獲得日本骨科學會獎勵獎的開業醫師。

多專科名醫群簡介 ④

※ 依回答順序

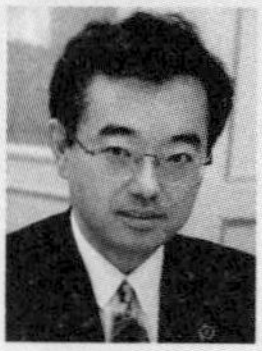

出澤明醫師

醫療法人明隆會理事長
出澤明 PED 診所院長

日本國內脊椎內視鏡手術最高權威。2003 年將新術式 PED 首次引進日本。帝京大學溝口醫院骨科客座教授。日本骨科學會脊椎內視鏡下手術、技術認證醫師。

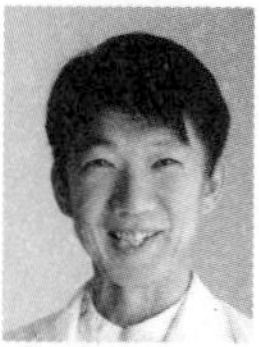

平野薰醫師

平野骨科診所院長

以傳統的骨科治療方式，搭配「天城流醫學」或「武學醫術」的自律醫療、運動器材復健。日本骨科學會專科醫師、天城流醫學會理事。

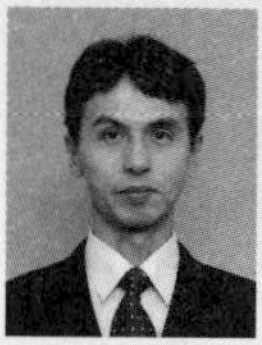

五十嵐孝醫師

自治醫科大學附屬醫院
麻醉科副教授

於疼痛門診進行腰痛、坐骨神經痛、末梢循環障礙等治療。介於保守治療與外科手術之間的「脊椎硬脊膜內視鏡手術」專家。

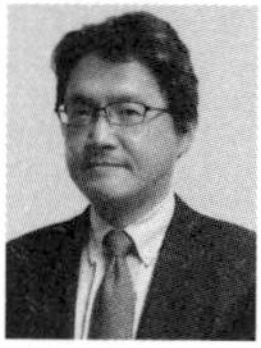

西良浩一醫師

德島大學骨科教授

研發出局部麻醉與將手術範圍縮到最小的新內視鏡手術「PEVF」。日本骨科學會脊椎內視鏡下手術、技術認證醫師。日本脊椎脊髓病學會理事。ISSLS（國際腰椎學會）成員。

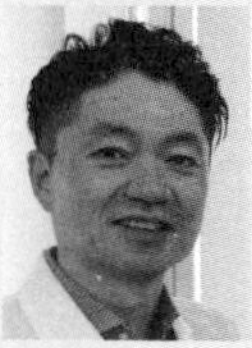

湯澤洋平醫師

稻波脊椎、關節醫院
副院長

內視鏡手術的名人。日本骨科學會專科醫師、脊椎脊髓病醫師、脊椎內視鏡下手術及技術認證醫師。日本脊椎脊髓病學會指導醫師。

Dr.Me HD0177

消除疼痛！脊椎狹窄症多科會診最強治療法

20位日本名醫解答150個常見問題——脊椎狹窄、腰椎骨刺、坐骨神經痛

作　　者／菊地臣一等20位日本多專科名醫
翻　　譯／王薇婷
選　　書／梁瀞文
責任編輯／梁瀞文

行銷經理／王維君
業務經理／羅越華
總 編 輯／林小鈴
發 行 人／何飛鵬
出　　版／原水文化
台北市民生東路二段141號8樓
電話：02-2500-7008　傳真：02-2502-7676
網址：http://citeh2o.pixnet.net/blog E-mail：H2O@cite.com.tw
發　　行／英屬蓋曼群島商家庭傳媒股份有限公司城邦分公司
台北市中山區民生東路二段141號2樓
書虫客服服務專線：02-25007718；02-25007719
24小時傳眞專線：02-25001990；02-25001991
服務時間：週一至週五上午09:30-12:00；下午13:30-17:00
讀者服務信箱E-mail：service@readingclub.com.tw
劃撥帳號／19863813；戶名：書虫股份有限公司
香港發行／香港灣仔駱克道193號東超商業中心1樓
電話：852-2508-6231　傳眞：852-2578-9337
電郵：hkcite@biznetvigator.com
馬新發行／城邦（馬新）出版集團
41, Jalan Radin Anum, Bandar Baru Sri Petaling,
57000 Kuala Lumpur, Malaysia.
電話：603-9057-8822　傳眞：603-9057-6622
電郵：cite@cite.com.my

插　　畫／デザイン春秋会　前田達彦
美術設計／鄭子瑀
製版印刷／卡樂彩色印刷有限公司
初　　版／2022年8月18日
定　　價／450元

城邦讀書花園
www.cite.com.tw

ISBN：978-626-96220-7-8（平裝）
ISBN：978-626-96220-9-2（EPUB）

「脊柱管狭窄症 腰の名医20人が教える最高の治し方大全
~聞きたくても聞けなかった150問に専門医が本音で回答！~」（文響社）
SEKICYUKANKYOSAKUSYO KOSHINOMEII 20NINGAOSHIERU SAIKOUNO
NAOSHIKATATAIZEN ~KIKITAKUTEMO KIKENAKATTA 150MONNI
SENMONIGAHONNEDEKAITO!~

國家圖書館出版品預行編目資料

消除疼痛！脊椎狹窄症多科會診最強治療法：20位日本名醫解答150個常見問題——脊椎狹窄、腰椎骨刺、坐骨神經痛 / 菊地臣一等20位日本名醫合著；王薇婷譯. -- 初版. -- 臺北市：原水文化出版：家庭傳媒城邦分公司發行，2022.08

面； 公分

譯自：脊柱管狭窄症：腰の名医20人が教える最高の治し方大全 @@150の質問に本音で回答！

ISBN 978-626-96220-7-8（平裝）

1.CST: 脊椎病 2.CST: 問題集

416.616022 111011851